COLLECTION MULTILINGUE CICATRISANTE QUI FAVORISE L'ACTIVATION DU THYMUS

I0489915

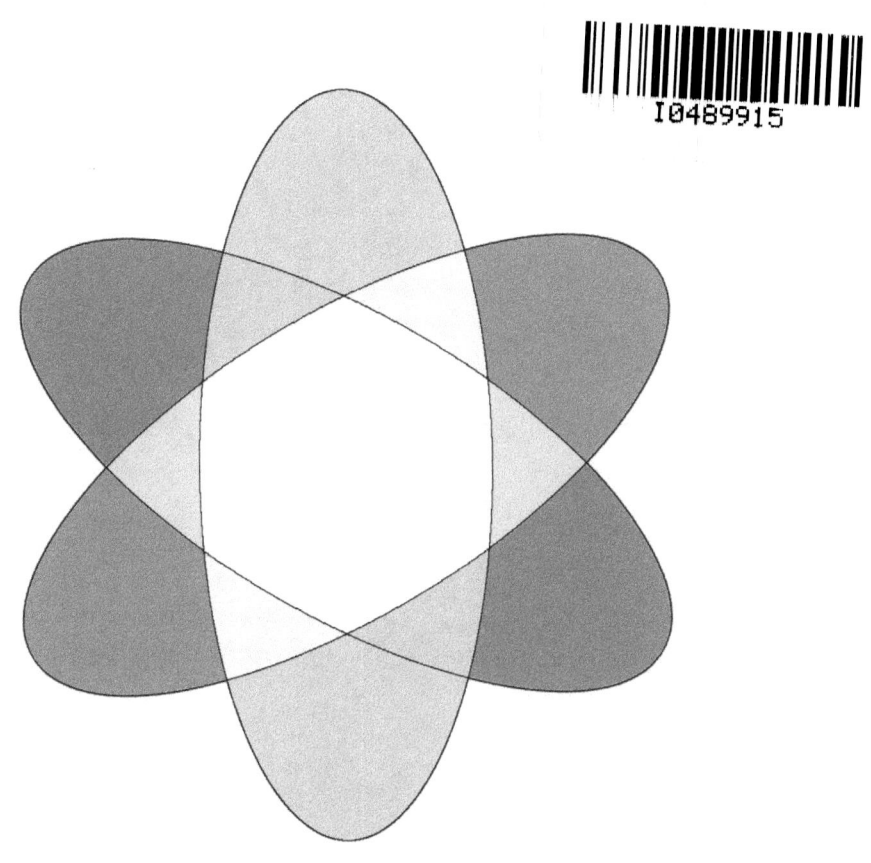

M.
TAKASHI
2BAKI

Version Française
Collection multilingue
Cicatrisante qui favorise l'activation du thymus

version 1.0 révision 8

M. Takashi 2baki

INTRODUCTION

Ce livre explique Cicatrisation pour activer le thymus en plusieurs langues.

Nous vous apportons des méthodes pour favoriser l'activation du thymus en 133 langues.

De plus, la Cicatrisation pour activer le thymus présentée dans ce livre est proposée comme une guérison qui procure une guérison à l'esprit.

Ceci n'est pas une religion.
De plus, ce n'est pas une astuce.
Il est fait dans le but d'appliquer largement la voie du cœur.

De plus, cette Cicatrisation pour activer le thymus ne nécessite pas de médicaments. De plus, il n'est pas nécessaire d'injecter quoi que ce soit dans le corps à l'aide d'une seringue ou similaire.

Tout ce dont vous avez besoin, c'est de l'amour.

Et une amitié qui vit ensemble.

Maintenant, s'il vous plaît profiter de l'histoire principale.

TABLE DES MATIÈRES

5

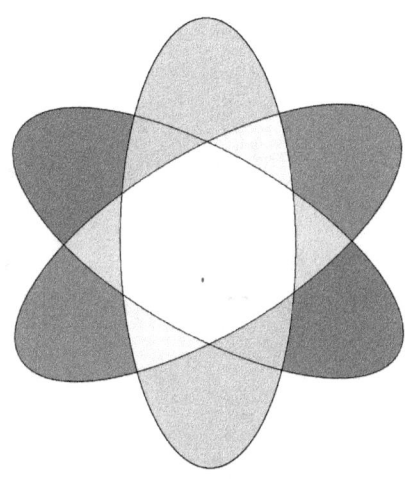

AYISYEN (CRÉOLE HAÏTIEN)

METÒD POU FÈ PWOMOSYON AKTIVASYON TIMIS

Mete gwo pous men gòch ou sou tèt klavik gòch ou. Mete dwèt endèks men gòch ou anlè klavik dwat ou.

Mete gwo pous men dwat ou sou dwèt endèks men gòch ou. Mete dwèt endèks men dwat ou sou gwo pous men gòch ou.

Li pa egzak, men imajine ke timus la apeprè la.

Konsantre sou respire ou.
Pandan w ap rann souf, ofri thymus la renmen ak amitye.

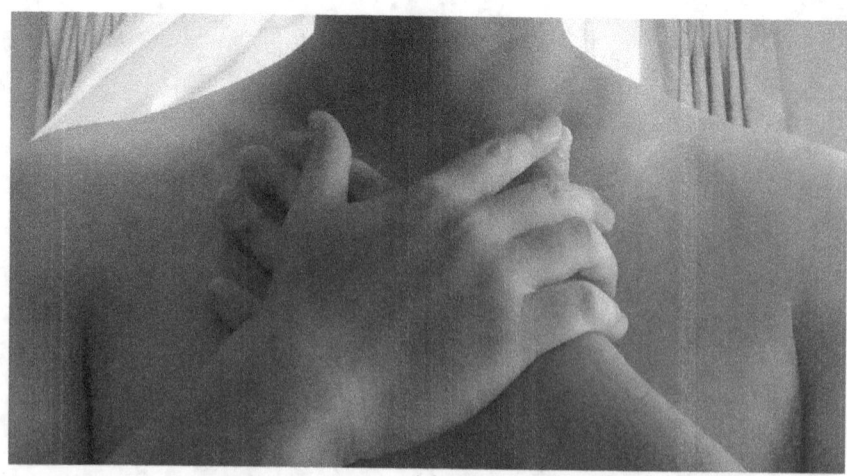

Mwen ba ou lanmou ak amitye.
Mwen renmen ou
ou se zanmim tou

Tanpri, pa di sa byen fò, men chichote nan kè ou.
Repete sa ak chak souf. Repete jiskaske konfòtab. Si
ou gen tan kounye a, ann medite jan li ye.

Èske nenpòt nan nou ka santi enèji lanmou ak amitye
ki soti nan sant kè nou? Oswa petèt ou ka montre m
yon bagay, tankou yon foto, yon son, yon istwa.

Si ou santi ou konsa, pa kenbe dèyè epi ale pi devan
epi fè eksperyans li kòm si ou vle wè plis nan li. Sa a
se prèv ke èt enteryè yo nan pwòp tèt ou yo ap
kòmanse deplase.

apre meditasyon

Fè yon nòt sou sa k ap pase lè ou itilize enèji lanmou
ak amitye anvan ou bliye li.

Liv mwen an fèt ak memo sa a.

ʻŌLELO HAWAIʻI (HAWAÏEN)

PEHEA E HOʻĀLA AI I KA THYMUS

E kau i ka manamana nui o kou lima hema ma luna o kou iwi ʻāʻī hema.
E kau i ka manamana lima o kou lima hema ma luna o kou iwi kola ʻākau.

E kau i ka manamana nui o kou lima ʻākau ma ka manamana lima o kou lima hema.
E kau i ka manamana lima o kou lima ʻākau ma ka manamana nui o kou lima hema.

ʻAʻole pololei, akā e noʻonoʻo ʻoe aia ka thymus ma laila.

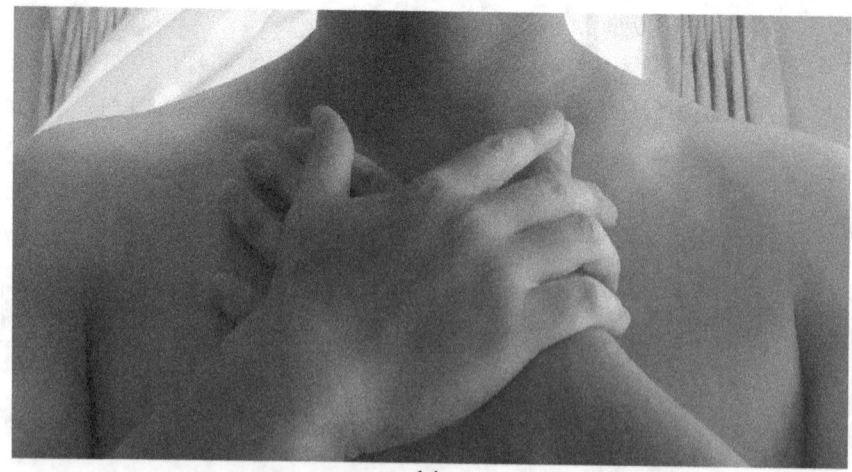

E noʻonoʻo i kou hanu a hāʻawi i ke aloha a me ke
aloha i kou thymus i kou exhale.

Hāʻawi wau iā ʻoe i ke aloha a me ka hoaloha.
aloha wau iā ʻoe
ʻO ʻoe nō koʻu hoa aloha.

Mai ʻōlelo ʻoe me ka leo nui, akā hāwanawana i loko o
kou puʻuwai. E hana hou i kēia me kēlā me kēia hanu.
E hana hou a ʻoluʻolu ʻoe.

Hiki i kekahi o ʻoukou ke ʻike i ka ikaika o ke aloha a
me ke aloha e puka mai ana mai ke kikowaena o kou
puʻuwai? A i ʻole hiki iā ʻoe ke ʻike a ʻike paha i kekahi
mea, e like me ke kiʻi, kani, a i ʻole moʻolelo.

Inā manaʻo ʻoe i kēlā

E ʻike hou aku kāua.

ʻO kēia ka mea hōʻike e hoʻomaka ana ka neʻe ʻana o
ka mea i loko o ke kino.

E kākau i ka mea i hana ma mua o ka poina.

Hana ʻia kaʻu puke mai kēia memo.

AYMARA (AYMARA)

KUNJAMASA ACTIVACIÓN DEL TIMO UKAXA CH'AMANCHAÑA

Ch'iqa ampar pulgar ukax clavícula izquierda uksat juk'ampiruw uchañama. Ch'iqa amparampi índice dedo ukaxa kupi clavícula pataru uchañawa. Kupi amparan ampar luk'anapaxa ch'iqa amparan índice dedoparuw uchañama. Kupi amparana índice dedo ukaxa ch'iqa amparana jach'a amparaparu uchañawa.

Ukan mä timo sat jamach'ix utjkaspas ukham amuyt'añäni.

Samsuñamaruw chuym churañama ukat samañamat mistuñkamax timo ukarux munasiñampi ukat amigöñampiw churañama.

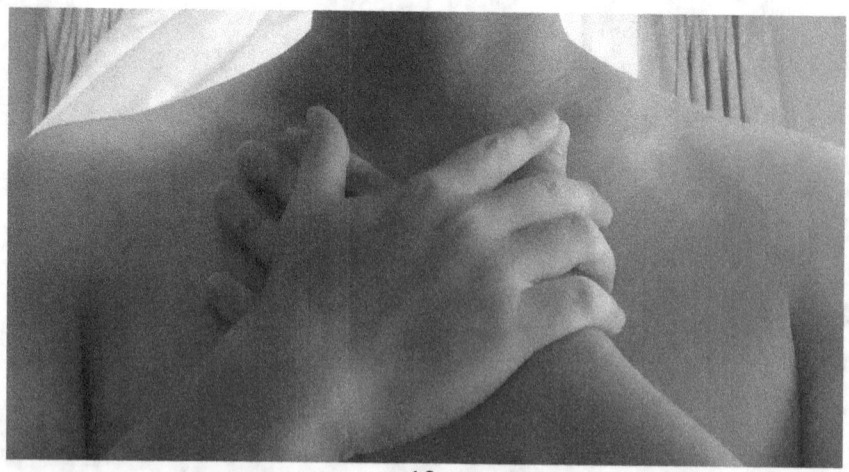

18

Nayaw jumanakar munasiñampi, amigonaksa
churapjjsma.
munsmawa
jumax nayan amigojäraktawa

Achikt'asim, janiw jach'at arsuñamäkiti, jan ukasti
chuymaman jisk'at arsuñamawa. Ukhama sapa
samañampi mayampi luraña. Ukhama mayampi
lurañama, ukhamata suma jikxatasiñamakama. Jichhax
tiemponïsta ukhaxa, lup'iñamawa.

¿Jumanakat maynis munasiñampi ukat amigonakaman
ch'amapajj chuymaman chika taypit mistunitap
amuyasispati? Jan ukajj inas kuns uñjasta jan ukajj
jikjjatasta, sañäni, mä dibujo, sonido jan ukajj mä
sarnaqäwi.

Jumatï ukham amuyassta ukhajja, janiw
jark'asiñamäkiti ukat nayrar sartañamawa ukat
juk'amp uñjañ munkasma ukhamwa experienciama.
Ukajj juma pachpan utjki uka manqhankir jaqejj
sarnaqañ qalltatap uñacht'ayi.

Kunatï paskäna uk janïr armkasajj qellqt'asiñamawa.

Librojax aka memo ukan luratawa.

GUARANI (GUARANI)

UMI PROCEDIMIENTO OMOKYRE'ỸVA ACTIVACIÓN TIMO REHEGUA

Emoĩ nde po izquierda poguasu nde clavícula izquierda ári. Emoĩ nde po izquierda dedo índice nde clavícula akatúa ári.

Emoĩ nde po akatúa poguasu nde po izquierda kuã índice ári. Emoĩ nde po akatúa kuã índice nde po izquierda poguasu ári.

Ndaha'éi exacta, péro eñeimahinamína pe timo oĩha aproximadamente upépe.

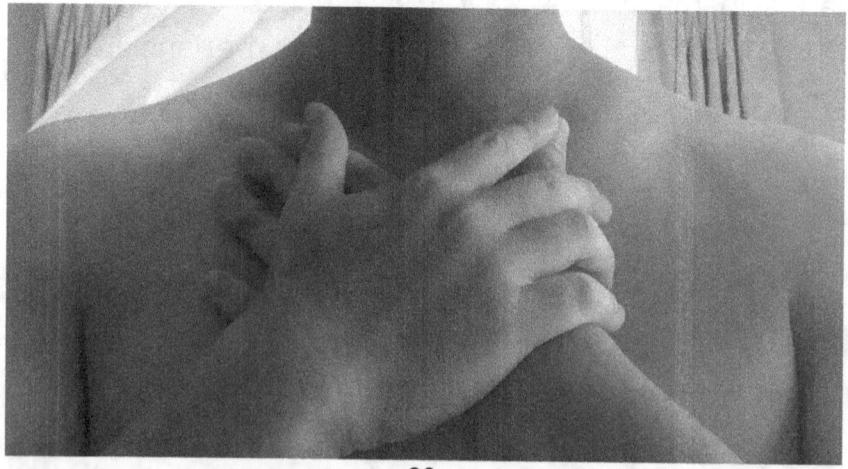

Eñekonsentra nde respiración rehe.
Reexhala aja, eikuave'ẽ mborayhu ha angirũ pe timope.

Ame'ẽ peẽme mborayhu ha angirũ.
Rohayhu
nde ha'e che angirũ avei

Por favor, ani ere hatã, eñe'ẽmbegue nde py'aite
guive. Péicha jajapo jey káda pytuhẽ reheve. Rejapo
jey reñeñandu porã meve. Oiméramo reguereko
tiémpo ko'ág̃a, ejapo meditación.

¿Ikatu piko peteĩ pende apytépe oñandu pe mborayhu
ha amistad energía osẽva pende korasõgui? Térã
ikatu rehecha térã reñandu peteĩ mba'e, por ehémplo
peteĩ ta'anga, sonído térã istória.

Ikatúramo reñandu upe temiandu, ani rejejoko,
eñandu rehechaseveha ha eñemotenonde ha
e'experimenta resistencia'ỹre. Péva ha'e prueba pe
existencia inherente pe yo-pe oñepyrũha omýi.

Eanota mba'épa oiko reiporúramo pe energía
mborayhu ha amistad rehegua reñembyesarái mboyve
chugui.

Che aranduka ojejapo ko diario-gui.

RUNASIMI (QUECHUA)

IMAYNATATAQ TIMO NISQAPA ACTIVACIONNINTA KALLPANCHANA

Lloq'e makiykiq hatun dedonta lloq'e clavícula tulluykiq hawanman churay. Lloq'e makiykiq dedo señalninta paña clavícula tulluykiq hawanman churay.

Paña makiykiq hatun dedonta lloq'e makiykiq rikuchiq dedonman churay. Paña makiykiq rikuchiq dedonta lloq'e makiykiq pulgar dedo nisqapi churay.

Manam chiqapchu, ichaqa piensariy timoqa yaqa chaypi kasqanpi.

Samayniykipi yuyayniyki churay.

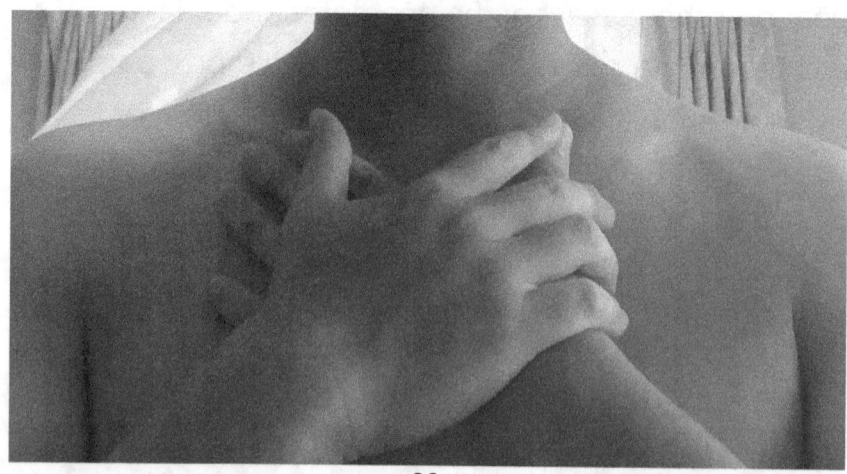

22

Samay lluqsichispaykiqa, timoman kuyakuytawan amistadta quy.

Munakuyta, amistadta ima quyki.
Kuyaykim
qanpas amigoymi kanki

Ama kallpawan rimaychu, sunquykipa kunkanwan willay. Chaytaqa sapa samaywanmi yapamanta ruwana. Allin sientekunaykikama yapamanta ruway. Kunan tiempoyki kan chayqa, tiempota t'aqay yuyaymananaykipaq.

¿Mayqenniykichispas sientenmanchu munakuypa, amigon kaypa kallpanta sonqoykichispa chawpinmanta lloqsimuqta? Utaq ichapas qawachiwankiman imapas siq'i, t'uqyay, willakuy hinata.

Sichus chay sienteyta sientewaq chayqa, ama hark'akuychu, aswanta rikuyta munasqaykita hina sientekuy, hinaspa ñawpaqman riy hinaspa mana hark'asqalla experimentay. Kay sientekuyqa prueban ukhuykipi kaqniyki kuyuyta qallarisqanmanta.

yuyaymanaymanta qhipaman
Manaraq qunqachkaspa imakuna pasasqanmanta qillqay. Libroyqa kay memomantam ruwasqa kachkan.

SAMOA (SAMOAN)

METOTIA E FA'ALAUILOA AI LE FA'AGAOIOIA O LE THYMUS

Tuu le limamatua o lou lima agavale i luga o lou agavale clavicle. Tuu le tamatamailima faasino o lou lima agavale i luga o lou taumatau clavicle.

Tuu le limamatua o lou lima taumatau i luga o le tamatamailima faasino o lou lima agavale. Tuu le tamatamailima faasino o lou lima taumatau i luga o le limamatua o lou lima agavale.

Vaai faalemafaufau o loo i ai se thymus iina.

A o e manava mai ou māmā, ofo atu le alofa ma le faauoga ia Thymus.

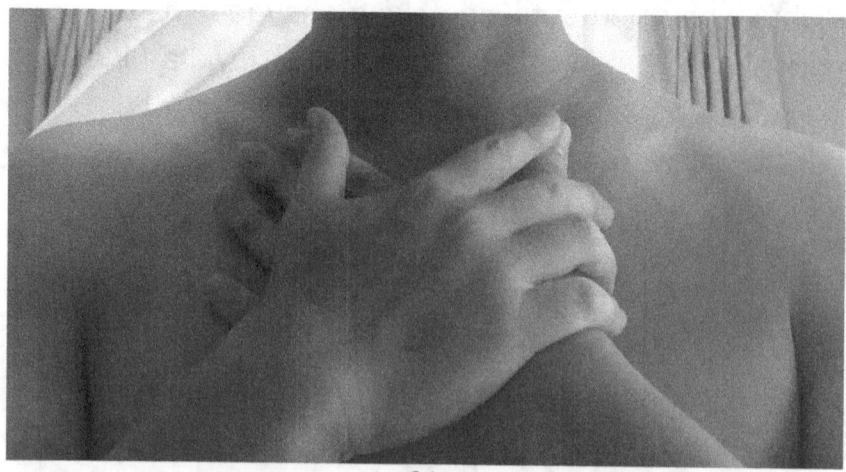

24

Ou te avatu ia te oe le alofa ma le faauoga.
oute alofa ia oe
o oe foi la'u uo

Faamolemole aua le tautala leotele, ae musumusu i lou loto. Toe fai lenei mea i manava taitasi. Toe fai seia e lagona le to'a. Afai e iai sou taimi i le taimi nei, ia tatou mafaufau loloto e pei ona i ai.

Pe mafai ea e se tasi o outou ona lagonaina le malosi o le alofa ma le faauoga lea e sau mai lou loto? Pe atonu e mafai ona e faaali mai ia te au se mea e pei o se ata, se leo, se tala.

Afai e te lagona faapena, aua le taofiofia, alu i luma ma tofo i ai e pei ona e mana'o e va'ai atili. O le fa'amaoniga lea o mea o lo'o natia i totonu o oe ua amata ona gaoioi.

Fai se fa'amatalaga o le mea na tupu ae e te le'i galo.

O la'u tusi na faia mai lenei fa'amanatu.

MAORI (MAORI)

TE WHAKAORA KI TE WHAKAHOHE I TE THYMUS

Tuhia te koromatua o to ringa maui ki runga o to "clavicle" maui. Tuhia te maihao tohu o to ringa maui ki runga o to "clavicle" matau.

Tuhia te koromatua o to ringa matau ki runga i te maihao tohu o to ringa maui. Tuhia te maihao tohu o to ringa matau ki te koromatua o to ringa maui.

Whakaarohia he thymus kei reira.

Te aro ki to manawa.
I a koe e pupuhi ana, tuku aroha me te whakahoahoa ki te thymus.

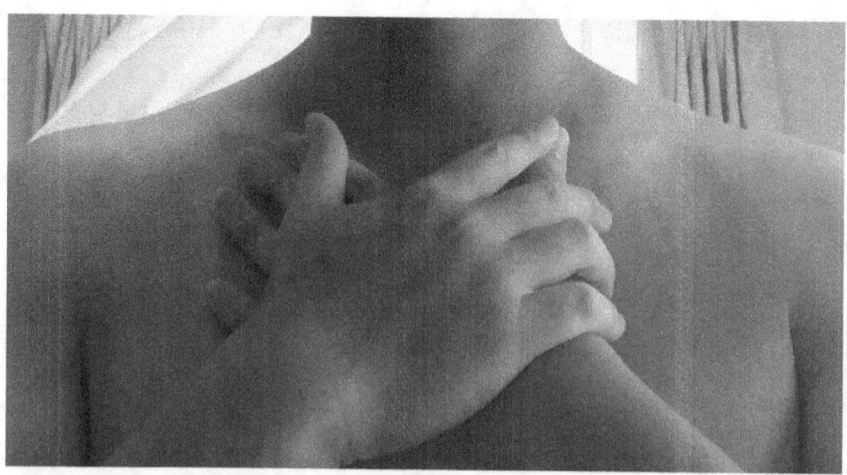

Ka hoatu e ahau ki a koe te aroha me te hoahoa.
aroha ahau ki a koe
ko koe hoki taku hoa

Tena koa kaua e korero nui, engari me muhumuhu mai
i roto i to ngakau. Whakahokia tenei ki ia manawa.
Whakahokia ano kia pai ake koe. Mena ka whai wa koe
inaianei, mahia te whakaaroaro.

Ka taea e tetahi o koutou te rongo i te kaha o te
aroha me te whakahoahoa e puta mai ana i to
ngakau? Aore ra e mana'o paha ratou i te tahi mea na
roto i te mau ravea huru rau, mai te mau hoho'a, te
mau oro, aore ra te mau aamu.

Mena ka taea e koe te rongo i tera ahuatanga, kaua e
pupuri, me te hiahia koe ki te kite i etahi atu mea, ka
haere ki mua ki te wheako me te kore e aukati. Koinei
te tohu kei te timata te korikori o roto kei roto i a koe.

Tuhia nga mea i tupu i mua i to wareware.

He mea hanga taku pukapuka mai i tenei memo.

ÍSLENSKUR (ISLANDAIS)

HEILUN SEM VIRKJAR HÓSTARKIRTLA

Settu þumalfingur vinstri handar ofan á vinstra kragabeinið. Settu vísifingur vinstri handar fyrir ofan hægra kragabeinið.

Settu þumalfingur hægri handar á vísifingur vinstri handar. Settu vísifingur hægri handar á þumalfingur vinstri handar.

Það er ekki nákvæmt, en ímyndaðu þér að hóstarkirtli sé nokkurn veginn til staðar.

Einbeittu þér að önduninni.

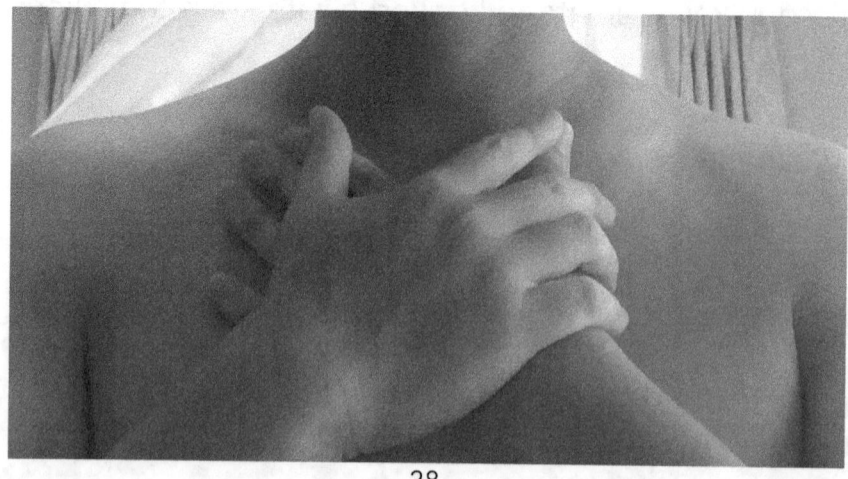

Þegar þú andar frá þér skaltu bjóða hóstarkirtli ást og vináttu.

Ég gef þér ást og vináttu.
ég elska þig
þú ert líka vinur minn

Vinsamlegast ekki segja það upphátt, heldur hvíslaðu í hjarta þínu. Endurtaktu þetta með hverjum andardrætti. Endurtaktu þar til þægilegt. Ef þú hefur tíma núna skulum við hugleiða eins og það er.

Getur einhver ykkar fundið fyrir orku kærleika og vináttu streyma frá miðju hjarta ykkar? Eða kannski þú getur sýnt mér eitthvað, eins og mynd, hljóð, sögu.

Ef þér líður þannig skaltu ekki halda aftur af þér og halda áfram og upplifa það eins og þú viljir sjá meira af því. Þetta er sönnun þess að tilveran sem felst í sjálfinu er farin að hreyfast.

eftir hugleiðslu

Skrifaðu niður hvað gerist þegar þú notar orku kærleika og vináttu áður en þú gleymir því.

Bókin mín er gerð út frá þessu minnisblaði.

SUOMALAINEN (FINNOIS)

PARANTUMINEN KATEENKORVAN AKTIVOIMISEKSI

Aseta vasemman kätesi peukalo vasemman solisluun päälle. Aseta vasemman kätesi etusormi oikean solisluun yläpuolelle.

Aseta oikean kätesi peukalo vasemman kätesi etusormeen. Aseta oikean kätesi etusormi vasemman kätesi peukalon päälle.

Se ei ole tarkkaa, mutta kuvittele, että kateenkorva on suunnilleen siellä.

Keskity hengitykseen.

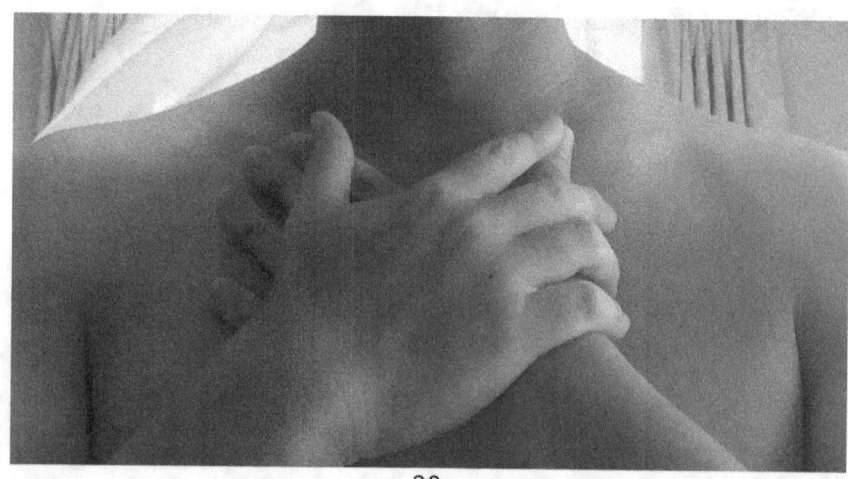

Kun hengität ulos, tarjoa kateenkorvalle rakkautta ja ystävyyttä.

Annan sinulle rakkautta ja ystävyyttä.
Minä rakastan sinua
olet myös ystäväni

Älä sano sitä ääneen, vaan kuiskaa sydämeesi. Toista tämä jokaisella hengityksellä. Toista kunnes tuntuu mukavalta. Jos sinulla on nyt aikaa, meditoidaan sellaisenaan.

Voiko kukaan teistä tuntea rakkauden ja ystävyyden energian tulevan sydämesi keskeltä? Tai ehkä voit näyttää minulle jotain, kuten kuvan, äänen tai tarinan.

Jos sinusta tuntuu siltä, älä pidättele, mene eteenpäin ja koe se sellaisena kuin haluaisit nähdä enemmän. Tämä on todiste siitä, että sisäinen olemuksesi alkaa liikkua.

Merkitse muistiin, mitä tapahtuu, kun käytät rakkauden ja ystävyyden energiaa, ennen kuin unohdat sen.

Kirjani on tehty tästä muistiosta.

EESTI KEEL (ESTONIEN)

TERVENDAV TÜÜMUSE AKTIVEERIMISEKS

Asetage vasaku käe pöial vasaku rangluu peale.
Asetage vasaku käe nimetissõrm parema rangluu kohale.

Asetage parema käe pöial vasaku käe nimetissõrmele.
Asetage parema käe nimetissõrm vasaku käe pöidlale.

See pole täpne, kuid kujutage ette, et harknääre on umbes seal.

Keskenduge oma hingamisele.
Väljahingamisel paku harknäärele armastust ja sõprust.

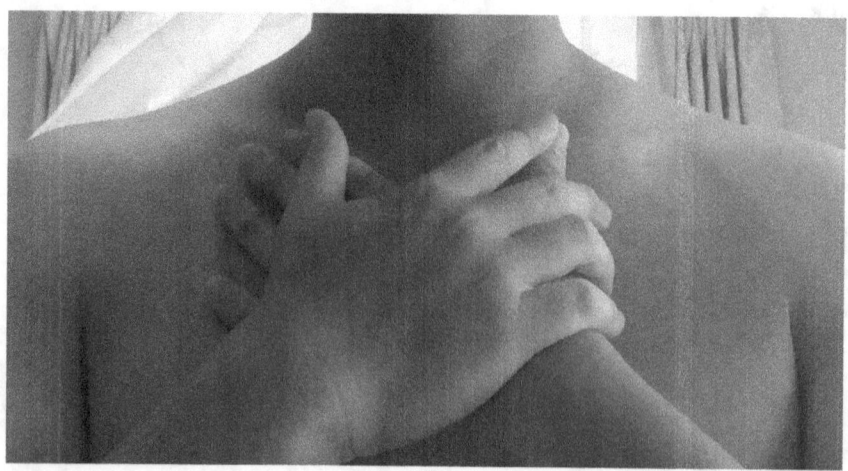

Ma annan sulle armastust ja sõprust.
Ma armastan sind
sa oled ka mu sõber

Palun ärge öelge seda valjusti, vaid sosistage oma
südames. Korrake seda iga hingetõmbega. Korrake,
kuni tunnete end mugavalt. Kui teil on praegu aega,
siis mediteerigem nii nagu on.

Kas keegi teist tunneb armastuse ja sõpruse energiat,
mis lähtub oma südame keskmest? Või võivad nad
teile midagi näidata, näiteks pilti, heli või lugu.

Kui tunnete seda tunnet, ärge hoidke end tagasi,
tundke, et soovite rohkem näha, ja minge edasi ja
kogege seda ilma vastupanuta. See on tõend, et teie
sisemine olemus hakkab liikuma.

Pange juhtunu üles enne, kui selle unustate.

Minu raamat on tehtud sellest memost.

LATVIEŠU VALODA (LETTON)

DZIEDINĀŠANA, LAI AKTIVIZĒTU AIZKRŪTS DZIEDZERI

Novietojiet kreisās rokas īkšķi uz kreisā atslēgas kaula. Novietojiet kreisās rokas rādītājpirkstu virs labā atslēgas kaula.

Novietojiet labās rokas īkšķi uz kreisās rokas rādītājpirksta. Novietojiet labās rokas rādītājpirkstu uz kreisās rokas īkšķa.

Tas nav precīzi, bet iedomājieties, ka aizkrūts dziedzeris ir aptuveni tur.

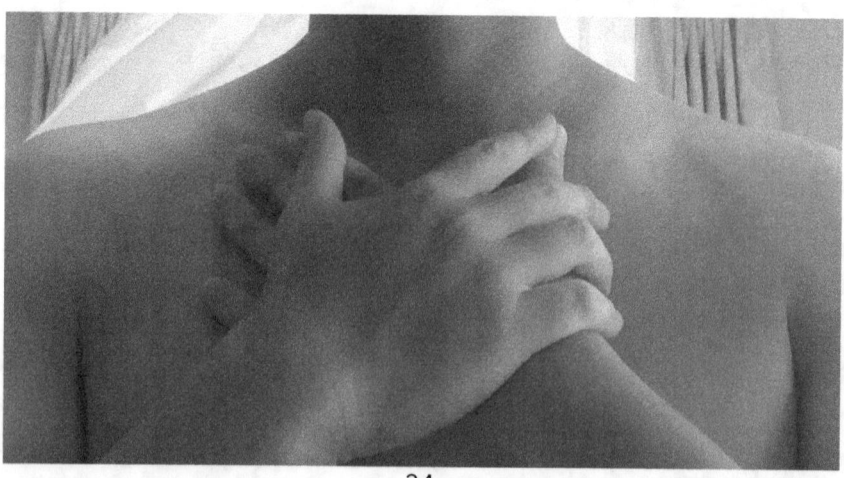

Koncentrējieties uz savu elpošanu. Izelpojot, piedāvājiet mīlestību un draudzību aizkrūts dziedzerim.

Es tev dodu mīlestību un draudzību.
Es mīlu Tevi
tu arī esi mans draugs

Lūdzu, nesaki to skaļi, bet čuksti savā sirdī. Atkārtojiet to ar katru elpu. Atkārtojiet, līdz jūtaties ērti. Ja jums tagad ir laiks, meditēsim tā, kā tas ir.

Vai kāds no jums var sajust mīlestības un draudzības enerģiju, kas izplūst no jūsu sirds? Vai arī jūs varat kaut ko redzēt vai sajust, piemēram, attēlu, skaņu vai stāstu.

Ja jūs varat sajust šo sajūtu, nevilcinieties radīt vēlmi redzēt vairāk un ceriet, ka jūs dosit uz priekšu un piedzīvosit to bez pretestības. Šī sajūta ir pierādījums tam, ka jūsu iekšējā būtne sāk kustēties.

Pirms aizmirstat, pierakstiet, kas notiek, kad izmantojat mīlestības un draudzības enerģiju.

Mana grāmata ir veidota no šīs piezīmes.

LIETUVIŲ (LITUANIEN)

KAIP SKATINTI UŽKRŪČIO LIAUKOS AKTYVAVIMĄ

Kairiosios rankos nykštį uždėkite ant kairiojo raktikaulio. Kairės rankos rodomąjį pirštą padėkite virš dešiniojo raktikaulio.

Dešinės rankos nykštį uždėkite ant kairės rankos smiliaus. Dešinės rankos rodomąjį pirštą uždėkite ant kairės rankos nykščio.

Tai nėra tikslus, bet įsivaizduokite, kad užkrūčio liauka yra maždaug ten.

Susikoncentruokite į savo kvėpavimą.

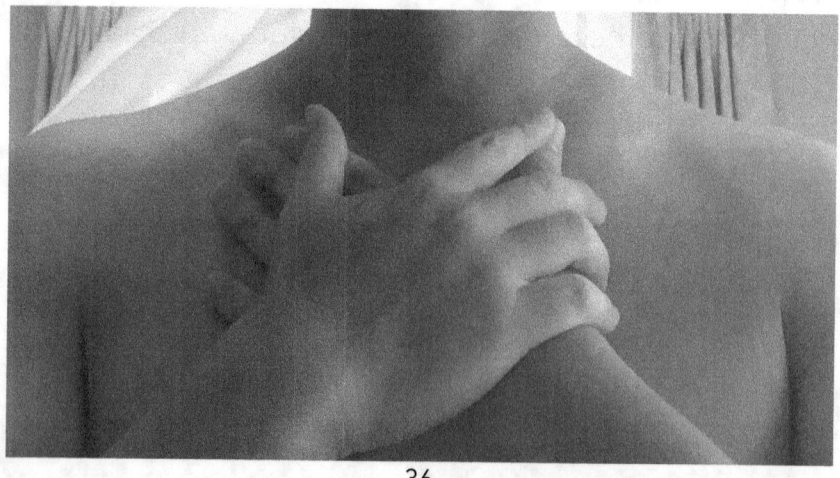

Iškvėpdami pasiūlykite meilę ir draugystę užkrūčio liaukui.

Dovanoju tau meilę ir draugystę.
aš tave myliu
tu irgi mano draugas

Prašau, nesakyk to garsiai, o šnabždėk širdyje.
Pakartokite tai kiekvienam įkvėpimui.
Pakartokite, kol bus patogu.
Jei dabar turite laiko, medituokime taip, kaip yra.

Ar kas nors iš jūsų gali pajusti meilės ir draugystės energiją, sklindančią iš jūsų širdies? Arba jie gali jums ką nors parodyti, pavyzdžiui, paveikslėlį, garsą, istoriją.

Jei jauti tą jausmą, nesusilaikyk, jausk, kad nori pamatyti daugiau, ir eik į priekį ir patirk tai be pasipriešinimo. Tai įrodymas, kad jūsų vidinė esybė pradeda judėti.

Prieš pamiršdami, užsirašykite, kas nutiko.

Mano knyga sukurta iš šio atmintinės.

БЕЛАРУСКІ (BIÉLORUSSE)

ЯК СПРЫЯЦЬ АКТЫВАЦЫІ ВІЛАЧКАВАЙ ЗАЛОЗЫ

Пакладзеце вялікі палец левай рукі на левую ключыцу. Размесціце паказальны палец левай рукі над правай ключыцай.

Пакладзеце вялікі палец правай рукі на паказальны палец левай рукі. Пакладзеце паказальны палец правай рукі на вялікі палец левай рукі.

Гэта не зусім дакладна, але ўявіце сабе, што вілачкавай залоза знаходзіцца прыкладна там.

Сканцэнтруйцеся на сваім дыханні.
На выдыху прапануйце вілачкавай залозе любоў і сяброўства.

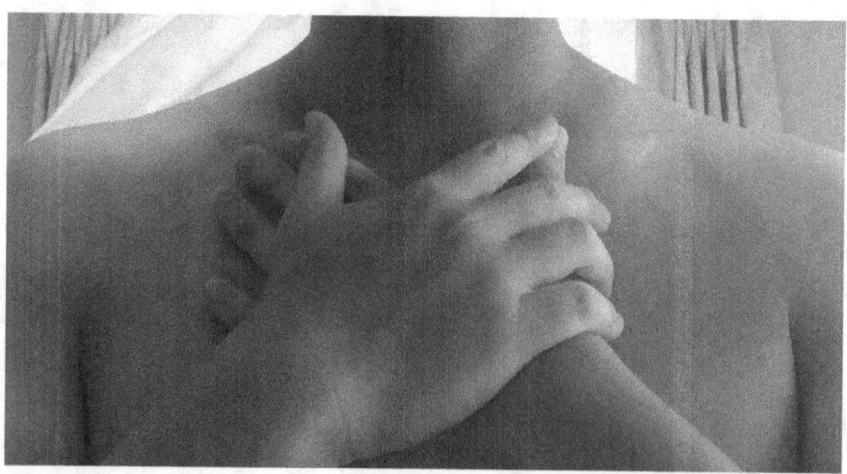

Я дару табе любоў і сяброўства.
я цябе кахаю
ты таксама мой сябар

Калі ласка, не кажыце гэта ўслых, а прашаптайце ў
сэрцы. Паўтарайце гэта з кожным удыхам.
Паўтарайце, пакуль не стане зручна. Калі ў вас ёсць
час, давайце медытаваць як ёсць.

Ці можа хто-небудзь з вас адчуць энергію любові і
сяброўства, якая зыходзіць з цэнтра вашага сэрца?
Ці яны могуць паказаць вам што-небудзь,
напрыклад малюнак, гук, гісторыю.

Калі вы так адчуваеце, не саромейцеся і давайце
выпрабуем гэта, не супраціўляючыся. Гэта доказ
таго, што ваша ўнутраная істота пачынае рухацца.

Запішыце, што адбываецца, калі вы
выкарыстоўваеце энергію кахання і сяброўства,
перш чым забыць пра гэта.

Мая кніга складзена з гэтай памяткі.

ČESKÝ JAZYK (TCHÈQUE)

JAK PODPOŘIT AKTIVACI BRZLÍKU

Položte palec levé ruky na levou klíční kost.
Umístěte ukazováček levé ruky nad pravou klíční kost.
Položte palec pravé ruky na ukazováček levé ruky.
Položte ukazováček pravé ruky na palec levé ruky.

Není to přesné, ale představte si, že brzlík tam zhruba je.

Soustřeďte se na svůj dech.
Při výdechu nabídněte brzlíku lásku a přátelství.

Dávám ti lásku a přátelství.
Miluji tě
ty jsi taky můj přítel

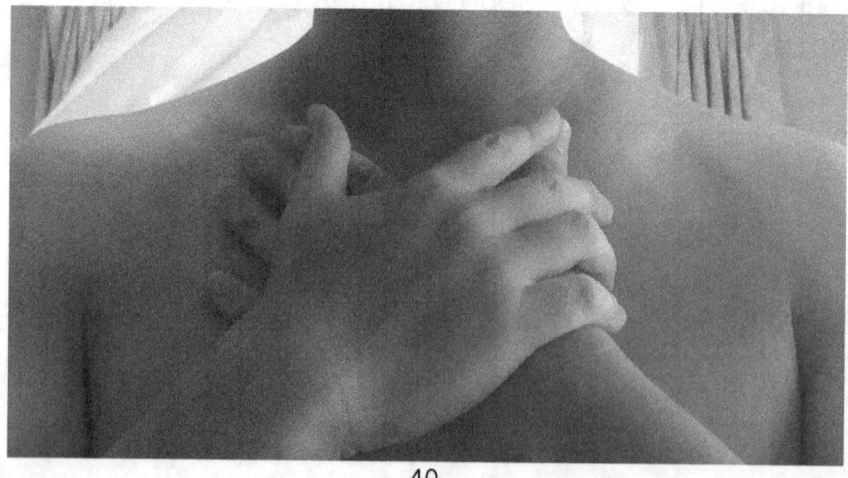

Prosím, neříkejte to nahlas, ale šeptejte ve svém srdci. Toto opakujte s každým nádechem. Opakujte, dokud vám to nebude příjemné. Pokud teď máte čas, medituj te tak, jak to je.

Cítí někdo z vás energii lásky a přátelství vycházející ze středu vašeho srdce? Nebo mi možná můžete něco ukázat, třeba obrázek, zvuk, příběh.

Pokud to tak cítíte, nezdržujte se a jděte do toho a zažijte to, jako byste toho chtěli vidět víc. To je důkaz, že se vaše vnitřní bytost začíná hýbat.

Poznamenejte si, co se stalo, než na to zapomenete.

Moje kniha je vytvořena z této poznámky.

SLOVENSKÝ (SLOVAQUE)

AKO PODPORIŤ AKTIVÁCIU TÝMUSU

Položte palec ľavej ruky na ľavú kľúčnu kosť.
Ukazovák ľavej ruky položte nad pravú kľúčnu kosť.
Položte palec pravej ruky na ukazovák ľavej ruky.
Položte ukazovák pravej ruky na palec ľavej ruky.

Nie je to presné, ale predstavte si, že týmus je zhruba tam.

Sústreďte sa na dýchanie.
Pri výdychu ponúknite týmusu lásku a priateľstvo.

Dávam ti lásku a priateľstvo.
Ľúbim ťa
aj ty si môj priateľ

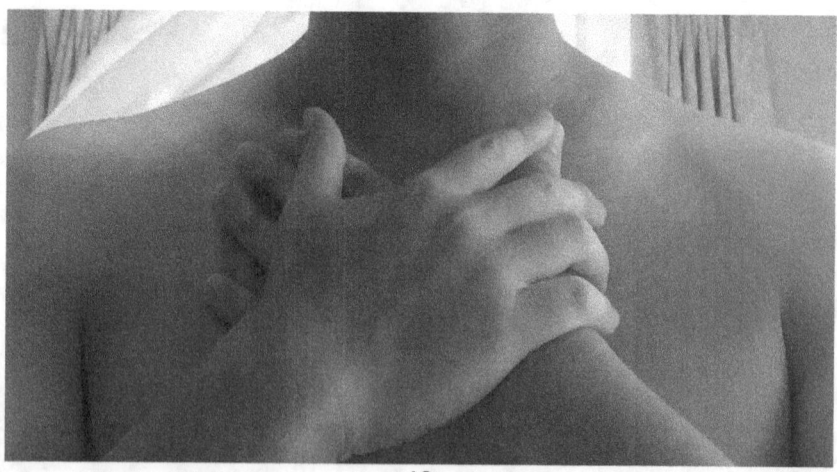

Prosím, nehovor to nahlas, ale šepkaj vo svojom srdci. Toto opakujte pri každom nádychu. Opakujte, kým vám to nebude príjemné. Ak máte teraz čas, poďme meditovať tak, ako to je.

Cíti niekto z vás energiu lásky a priateľstva vyžarujúcu zo stredu svojho srdca? Alebo vám môžu niečo ukázať, napríklad obrázok, zvuk, príbeh.

Ak to tak cítite, nezdržujte sa a choďte do toho a zažite to, ako keby ste z toho chceli vidieť viac. To je dôkaz, že sa vaša vnútorná bytosť začína hýbať.

Zapíšte si, čo sa stalo, skôr ako na to zabudnete.

Moja kniha je vytvorená z tejto poznámky.

MAGYAR (HONGROIS)

HOGYAN LEHET ELŐSEGÍTENI A CSECSEMŐMIRIGY AKTIVÁLÓDÁSÁT

Helyezze bal keze hüvelykujját a bal kulcscsontjára. Helyezze bal kezének mutatóujját a jobb kulcscsontja fölé.

Helyezze a jobb keze hüvelykujját a bal keze mutatóujjára. Helyezze jobb kezének mutatóujját a bal keze hüvelykujjára.

Nem pontos, de képzeld el, hogy a csecsemőmirigy nagyjából ott van.

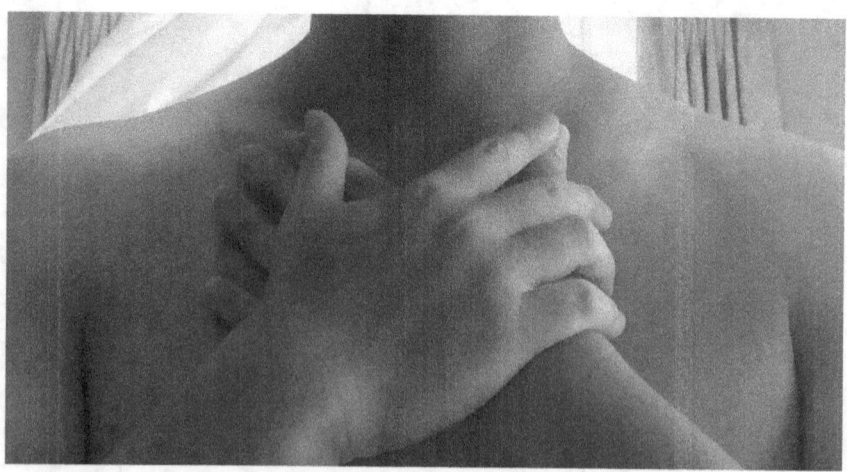

Koncentrálj a légzésedre.
Kilégzéskor ajánlj szeretetet és barátságot a
csecsemőmirigynek.

Szeretetet és barátságot adok neked.
Szeretlek
te is a barátom vagy

Kérlek, ne mondd ki hangosan, hanem suttogd a
szívedbe. Ismételje meg ezt minden lélegzetvétellel.
Ismételje meg, amíg kényelmes nem lesz. Ha most van
időd, meditáljunk úgy, ahogy van.

Érezheti bármelyikőtök a szeretet és a barátság
energiáját, amely a szíve közepéből árad? Vagy
mutathatnak nekünk valamit különféle formákban,
például képekben, hangokban, történetekben stb.

Ha így érzed, ne tartsd vissza magad, menj előre, és
tapasztald meg, mintha többet akarnál látni belőle. Ez
a bizonyíték arra, hogy a belső lényed elkezd mozogni.

Jegyezze fel a történteket, mielőtt elfelejtené.

A könyvem ebből a feljegyzésből készült.

ROMÂNĂ (ROUMAIN)

VINDECARE PENTRU ACTIVAREA TIMUSULUI

Puneți degetul mare al mâinii stângi deasupra claviculei stângi. Puneți degetul arătător al mâinii stângi deasupra claviculei drepte.

Puneți degetul mare al mâinii drepte pe degetul arătător al mâinii stângi. Puneți degetul arătător al mâinii drepte pe degetul mare al mâinii stângi.

Nu este exact, dar imaginați-vă că timusul este aproximativ acolo.

Concentrează-te pe respirația ta.

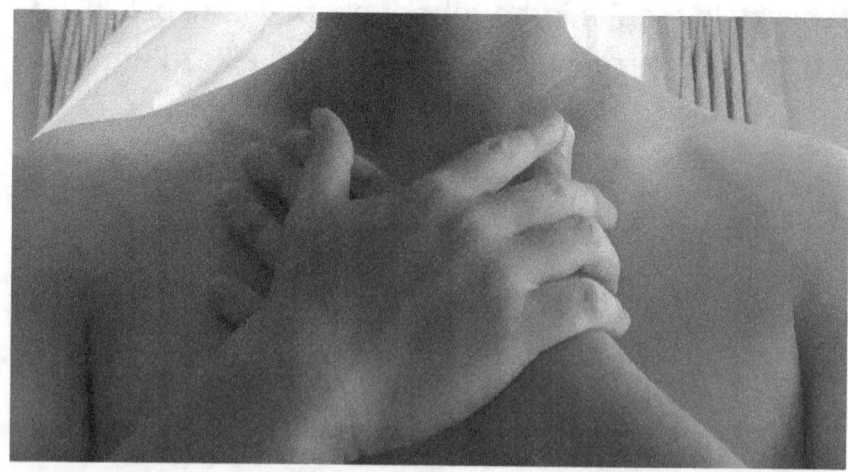

Pe măsură ce expirați, oferă dragoste și prietenie timusului.

Îți ofer dragoste și prietenie.
te iubesc
esti si prietenul meu

Te rog nu o spune cu voce tare, ci șoptește în inima ta. Repetați acest lucru cu fiecare respirație. Repetați până vă simțiți confortabil. Dacă ai timp acum, hai să medităm așa cum este.

Poate cineva dintre voi să simtă energia iubirii și a prieteniei care emană din centrul inimii voastre? Sau ți-ar putea arăta ceva, cum ar fi o imagine, un sunet, o poveste.

Dacă simți așa, nu te abține și mergi înainte și experimentează-l ca și cum ai vrea să vezi mai mult. Aceasta este dovada că ființa ta interioară începe să se miște.

Notează ce se întâmplă atunci când folosești energia iubirii și a prieteniei înainte de a o uita. Cartea mea este făcută din această notă.

MALTI (MALTAIS)

FEJQAN LI JATTIVA T-TIMU

Poġġi l-kbir tal-id ix-xellugija fuq il-klavikula tax-xellug tiegħek. Poġġi s-saba 'l-indiċi ta' idek ix-xellugija fuq il-klavikula tal-lemin.

Poġġi l-kbir ta' idek il-leminija fuq is-saba' l-indiċi ta' idek ix-xellugija. Poġġi s-saba 'l-indiċi ta' idek il-leminija fuq il-kbir ta' idek ix-xellugija.

Mhux eżatt, imma immaġina li hemm timus hemmhekk.

Ikkonċentra fuq in-nifs tiegħek u offri l-imħabba u l-ħbiberija lit-Tymus waqt li toħroġ.

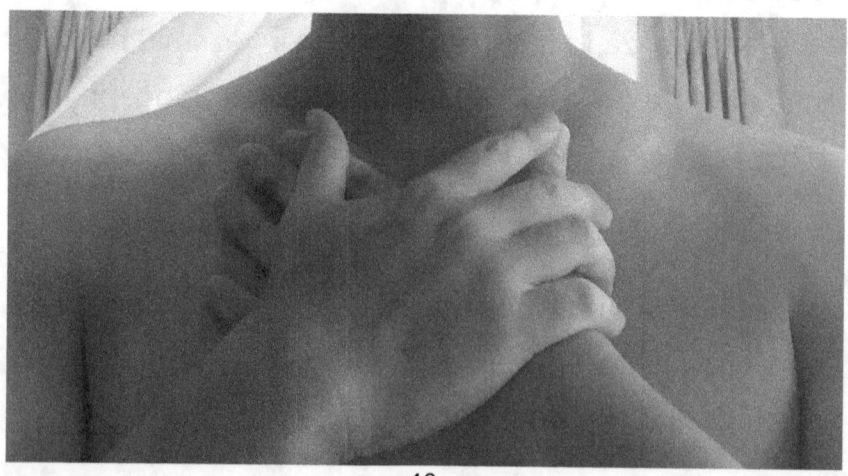

Nagħtikom imħabba u ħbiberija.
inħobbok
int ħabib tiegħi wkoll

Jekk jogħġbok għidhiex b'leħen għoli, imma whisper f'qalbek. Irrepeti dan ma 'kull nifs. Irrepeti sakemm komdu. Jekk għandek ħin issa, ejja nimmeditaw kif inhi.

Jista' xi ħadd minnkom iħoss l-enerġija tal-imħabba u l-ħbiberija li toħroġ miċ-ċentru ta' qalbek? Jew jistgħu juruk xi ħaġa, bħal stampa, ħoss, storja.

Jekk tħoss hekk, toqgħodx lura u kompli u tesperjenzaha bħallikieku trid tara aktar minnha. Din hija l-prova li l-eżistenza inerenti fl-awto qed tibda timxi.

wara l-meditazzjoni

Agħmel nota ta' x'jiġri meta tuża l-enerġija tal-imħabba u l-ħbiberija qabel tinsa.

Il-ktieb tiegħi huwa magħmul minn dan il-memo.

HRVATSKI (CROATE)

KAKO POTAKNUTI AKTIVACIJU TIMUSA

Stavite palac lijeve ruke na vrh lijeve ključne kosti.
Stavite kažiprst lijeve ruke iznad desne ključne kosti.
Stavite palac desne ruke na kažiprst lijeve ruke.
Stavite kažiprst desne ruke na palac lijeve ruke.

Nije točno, ali zamislite da je timus otprilike tamo.

Koncentrirajte se na svoj dah i ponudite ljubav i prijateljstvo timusu dok izdišete.

Dajem ti ljubav i prijateljstvo.
Volim te
ti si i moj prijatelj

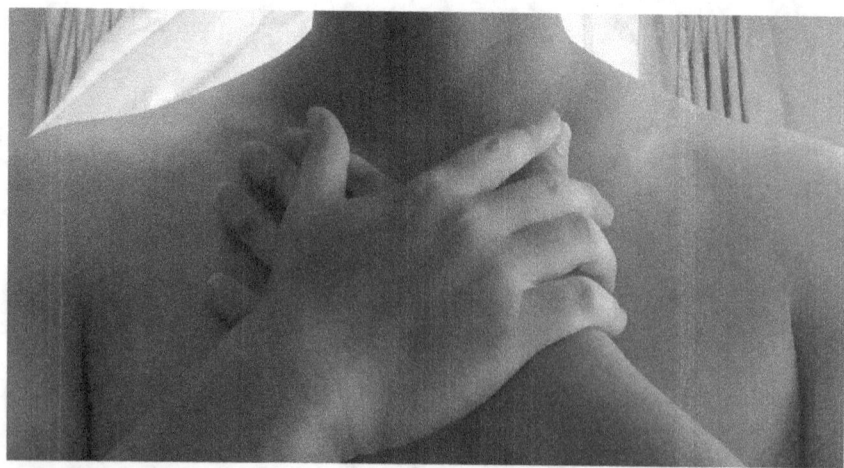

Molim te, ne izgovaraj to naglas, već šapni u srcu. Ponovite ovo sa svakim dahom. Ponavljajte dok vam ne bude ugodno. Ako sada imate vremena, meditirajmo kako jest.

Može li itko od vas osjetiti energiju ljubavi i prijateljstva koja izvire iz središta vašeg srca? Ili vam mogu pokazati nešto, poput slike, zvuka, priče.

Ako se tako osjećate, nemojte se suzdržavati i samo naprijed i doživite to kao da želite vidjeti više toga. Ovo je dokaz da se postojanje svojstveno jastvu kreće.

nakon meditacije

Zabilježite što se dogodilo prije nego to zaboravite.

Moja knjiga je napravljena od ove bilježnice.

GAEILGE (IRLANDAIS)

CNEASAITHE A GHNÍOMHACHTÚ AN THYMUS

Cuir ordóg do láimhe clé ar bharr do chnámh collar chlé. Cuir corrmhéarr do láimhe clé os cionn do chnámh collar dheis.

Cuir ordóg do láimhe deise ar mhéar innéacs do láimhe clé. Cuir corrmhéar do láimhe deise ar ordóg do láimhe clé.

Ní go díreach, ach samhlaigh go bhfuil an thymus ann.

Dírigh ar do chuid análaithe.
Agus tú ag easanálú, tairg grá agus cairdeas don thymus.

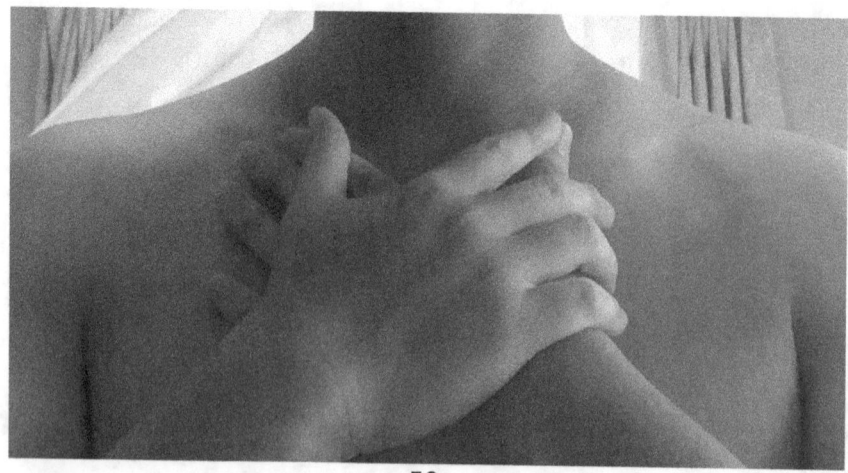

Tugaim grá agus cairdeas duit.
Is breá liom tú
is tusa mo chara freisin

Ná habair os ard é le do thoil, ach cogar i do chroí.

Déan é seo arís le gach anáil.

Déan é seo arís go dtí go mbraitheann tú
compordach.

An féidir le haon duine agaibh fuinneamh an ghrá
agus an chairdis a thagann ó lár do chroí a mhothú?
Nó b'fhéidir gur féidir leat rud éigin a thaispeáint dom,
cosúil le pictiúr, fuaim, scéal.

Más féidir leat mothú den sórt sin a bhraitheann, ná
bíodh aon leisce ort fonn a chruthú chun níos mó a
fheiceáil, agus dul ar aghaidh agus taithí a fháil air
gan seasamh in aghaidh. Is cruthúnas é seo go bhfuil
do bheith istigh ag tosú ag bogadh.

Déan nóta de cad a tharlaíonn nuair a úsáideann tú
fuinneamh an ghrá agus cairdeas sula ndéanann tú
dearmad air.

Tá mo leabhar déanta as an meamram seo.

LËTZEBUERGESCH (LUXEMBOURGEOIS)

HEELEN FIR DEN THYMUS Z'AKTIVÉIEREN

Setzt den Daum vun Ärer lénkser Hand uewen op Ärem lénksen Halsband. Setzt den Zeigefanger vun Ärer lénkser Hand iwwer de richtege Collarbone.

Setzt den Daum vun Ärer rietser Hand op den Zeigefanger vun Ärer lénkser Hand. Setzt den Zeigefanger vun Ärer rietser Hand op den Daumen vun Ärer lénkser Hand.

Et ass net genau, awer stellt lech vir datt den Thymus ongeféier do ass.

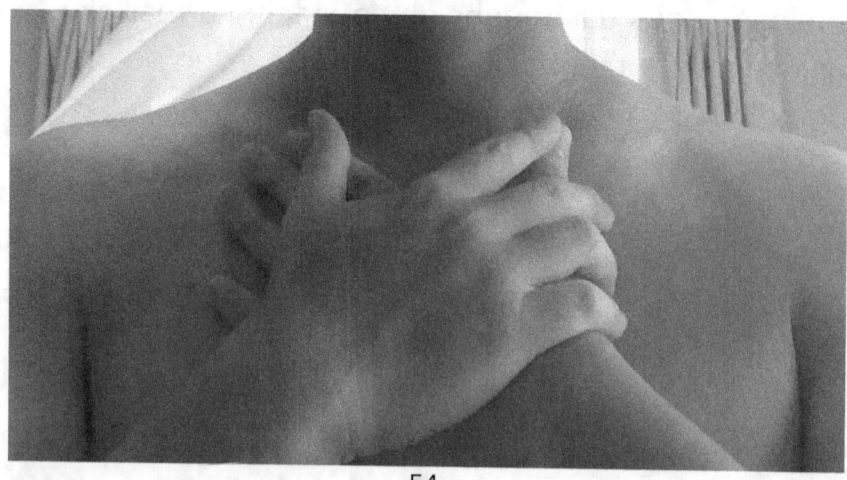

Konzentréieren op Är Otemschwieregkeeten.
Wéi Dir ausatmen, bitt Léift a Frëndschaft dem
Thymus.

Ech ginn lech Léift a Frëndschaft.
ech hunn dech gär
du bass och mein frend

Sot et net haart, flüstert et an Ärem Häerz.
Widderhuelen dëst mat all Otem. Widderhuelen bis
bequem. Wann Dir elo Zäit hutt, maacht Meditatioun.

Kann ee vun iech d'Energie vu Léift a Frëndschaft
fillen, déi aus dem Zentrum vun Ärem Häerz kënnt?
Oder si weisen Iech vläicht eppes, wéi e Bild, e Klang,
eng Geschicht.

Wann Dir esou e Gefill fillt, hält net zréck a gitt vir an
erliewt et ouni widderstoen, wéi wann Dir méi wëllt
gesinn. Dëst ass Beweis datt d'Existenz inherent am
Selbst fänkt un ze beweegen.

no Meditatioun
Maacht eng Notiz vu wat geschitt wann Dir d'Energie
vu Léift a Frëndschaft benotzt ier Dir et vergiess.
Mäi Buch ass aus dësem Memo gemaach.

SLOVENŠČINA (SLOVÈNE)

METODE ZA SPODBUJANJE AKTIVACIJE TIMUSA

Postavite palec leve roke na vrh leve ključnice.
Postavite kazalec leve roke nad desno ključnico.
Postavite palec desne roke na kazalec leve roke.
Kazalec desne roke položite na palec leve roke.
Ni natančno, vendar si predstavljajte, da je timus
približno tam.

Osredotočite se na svoj dih in med izdihom ponudite
timusu ljubezen in prijateljstvo.

Dajem ti ljubezen in prijateljstvo.
Ljubim te
tudi ti si moj prijatelj

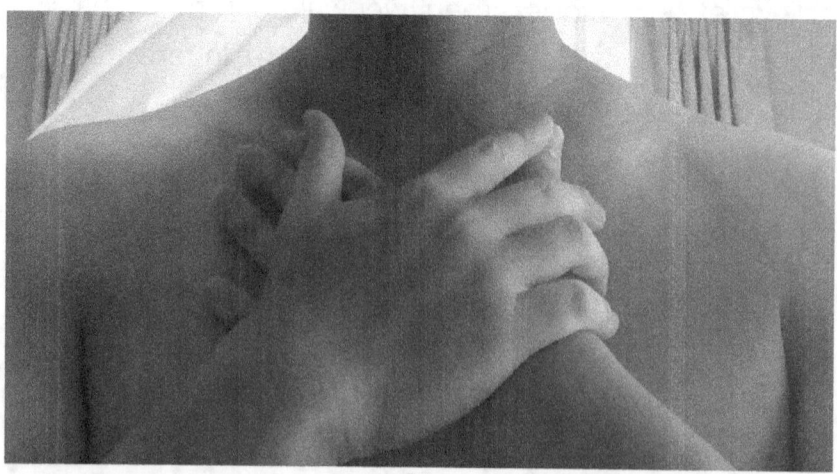

Prosim, ne povej tega na glas, ampak šepetaj v svojem srcu. To ponovite z vsakim vdihom. Ponavljajte, dokler vam ni udobno. Če imate zdaj čas, meditirajmo tako kot je.

Ali lahko kdo od vas začuti energijo ljubezni in prijateljstva, ki izvirata iz središča vašega srca? Ali pa mi morda lahko pokažete nekaj, kot je slika, zvok, zgodba.

Če se tako počutite, se ne zadržujte in pojdite naprej in doživite to, kot da želite videti več tega. To je dokaz, da se eksistenca, ki je lastna jazu, začne premikati.

po meditaciji

Zapišite si, kaj se zgodi, ko uporabite energijo ljubezni in prijateljstva, preden na to pozabite.

Moja knjiga je narejena iz te beležke.

EUSKARA (BASQUE)

TIMOA AKTIBATZEKO SENDATZEA

Jarri ezkerreko eskuko erpurua ezkerreko lepa-hezurren gainean. Jarri ezkerreko eskuko hatz erakuslea eskuineko lepa-hezurren gainean.

Jarri eskuineko eskuko erpurua ezkerreko eskuko hatz erakuslean. Jarri eskuineko eskuko hatz erakuslea ezkerreko eskuko erpuruan.

Ez da zehatza, baina imajinatu timoa gutxi gorabehera hor dagoela.

Kontzentratu arnasean eta eskaini maitasuna eta adiskidetasuna zure timoari arnasten duzun bitartean.

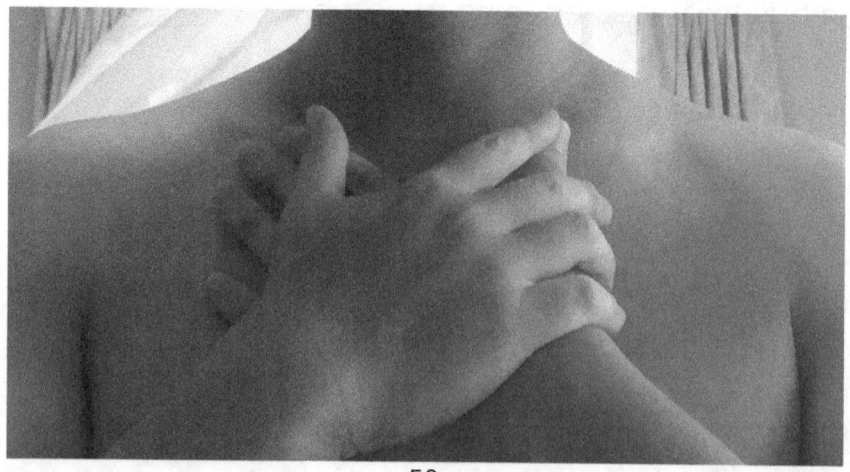

Maitasuna eta adiskidetasuna ematen dizut.
maite zaitut
zu ere nire laguna zara

Mesedez, ez esan ozen, baina xuxurlatu zure
bihotzean. Errepikatu hau arnasa bakoitzean.
Errepikatu eroso arte. Orain denbora baduzu, egin
meditazioa.

Zuetako batek sentitu al dezake maitasunaren eta
adiskidetasunaren energia zure bihotzaren erditik
ateratzen den energia? Edo agian zerbait erakutsiko
didazu, irudi bat, soinu bat, istorio bat adibidez.

Horrelako sentsazio bat sumatzen baduzu, ez izan
zalantzarik gehiago ikusteko gogoa sortzeko, eta
aurrera egin eta bizi ezazu erresistitu gabe.
Sentimendu hau zure buruari berezkoa den existentzia
mugitzen ari dela froga da.

meditazioaren ondoren

Idatzi gertatutakoa ahaztu baino lehen.

Nire liburua ohar honetatik egina dago.

GALEGO (GALICIEN)

COMO PROMOVER A ACTIVACIÓN DO TIMO

Coloca o polgar da man esquerda encima da clavícula esquerda. Coloca o dedo índice da man esquerda por riba da clavícula dereita.

Coloque o dedo polgar da man dereita sobre o dedo índice da man esquerda. Coloque o dedo índice da man dereita sobre o polgar da man esquerda.

Non é exacto, pero imaxina que o timo está aproximadamente alí.

Concéntrate na túa respiración.

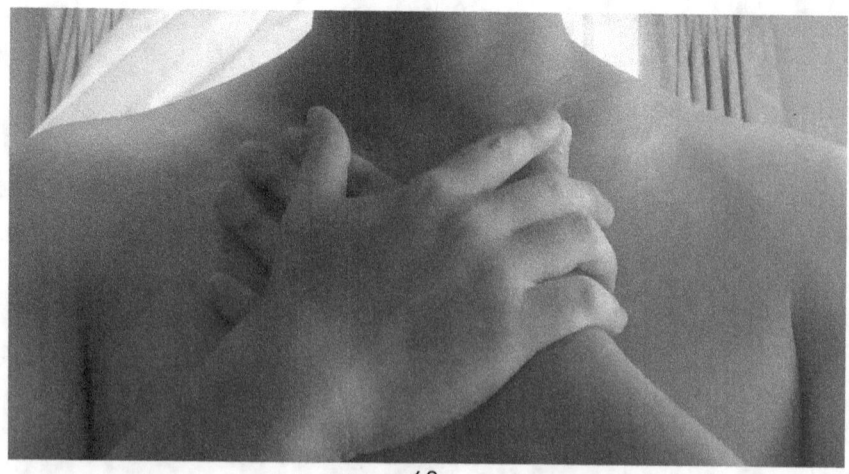

Ao exhalar, ofrécelle amor e amizade ao timo.

Douche amor e amizade.
Quérote
ti tamén es meu amigo

Por favor, non o digas en voz alta, pero murmura no teu corazón. Repita isto con cada respiración. Repita ata que estea cómodo. Se tes tempo agora, fai meditación.

Algún de vós pode sentir a enerxía do amor e da amizade que emana do centro do voso corazón? Ou quizais me podes amosar algo, como unha imaxe, un son, unha historia.

Se sentes ese tipo de sensación, non te retraes e vai adiante e experimenta como se queres ver máis. Esta é a proba de que a existencia inherente ao eu comeza a moverse.

despois da meditación

Anota o que pasou antes de esquecelo.

O meu libro está feito a partir desta nota.

CATALÀ (CATALAN)

CURACIÓ PER ACTIVAR EL TIMUS

Col·loqueu el polze de la mà esquerra a la part superior de la clavícula esquerra. Col·loqueu el dit índex de la mà esquerra per sobre de la clavícula dreta.

Col·loca el polze de la mà dreta sobre el dit índex de la mà esquerra. Col·loca el dit índex de la mà dreta sobre el polze de la mà esquerra.

No és exacte, però imagineu-vos que el timus hi és aproximadament.

Concentra't en la teva respiració.
Mentre exhaleu, ofereix amor i amistat al tim.

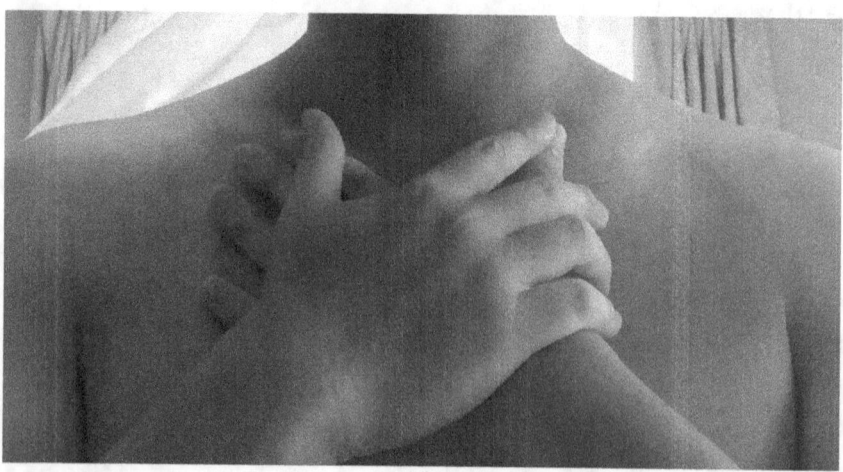

62

Et dono amor i amistat.
T'estimo
tu també ets el meu amic

Si us plau, no ho diguis en veu alta, sinó xiuxiueja al teu cor. Repetiu això amb cada respiració. Repetiu fins que estigui còmode. Si ara tens temps, meditem tal com és.

Algú de vosaltres pot sentir l'energia de l'amor i l'amistat que emana del centre del vostre cor? O potser em pots ensenyar alguna cosa, com una imatge, un so, una història.

Si et sents així, no et deixis enrere, endavant i experimenta-ho sense resistir-te, com si en vulguis veure més. Aquesta és la prova que l'existència inherent al jo comença a moure's.

Anoteu el que passa quan feu servir l'energia de l'amor i l'amistat abans d'oblidar-ho.

El meu llibre està fet a partir d'aquesta nota.

СРПСКИ (SERBE)

КАКО ПРОМОВИСАТИ АКТИВАЦИЈУ ТИМУСА

Ставите палац леве руке на врх леве кључне кости. Ставите кажипрст леве руке изнад десне кључне кости.

Ставите палац десне руке на кажипрст леве руке. Ставите кажипрст десне руке на палац леве руке.

Није тачно, али замислите да је тимус отприлике тамо.

Концентришите се на своје дисање. Док издишете, понудите љубав и пријатељство тимусу.

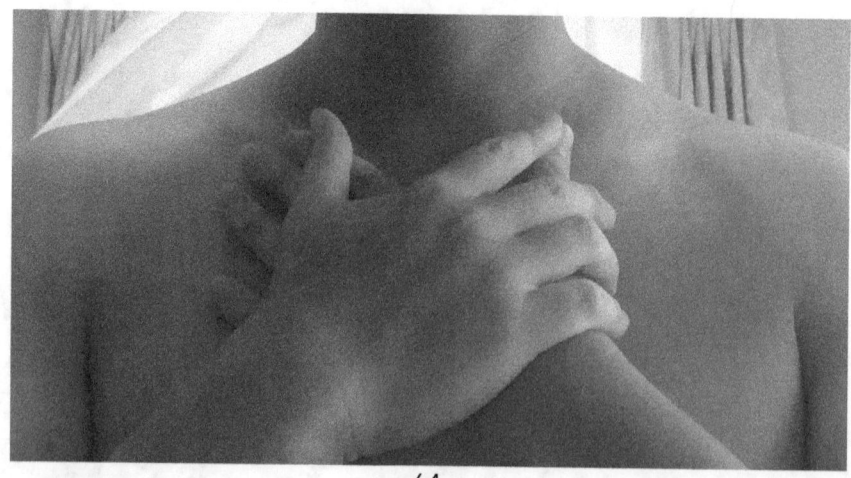

Дајем ти љубав и пријатељство.
Волим те
ти си и мој пријатељ

Молим вас, не говорите то наглас, већ шапните у
свом срцу. Поновите ово са сваким дахом.
Поновите док вам не буде удобно. Ако сада имате
времена, хајде да медитирамо како јесте.

Да ли неко од вас може да осети енергију љубави и
пријатељства која извире из центра вашег срца?
Или вам могу показати нешто, попут слике, звука,
приче.

Ако се тако осећате, немојте се суздржавати и
само напред и доживите то као да желите да
видите више од тога. Ово је доказ да постојање
инхерентно сопству почиње да се креће.

Забележите шта се догодило пре него што то
заборавите.

Моја књига је направљена од ове белешке.

CORSU (CORSE)

CUMU PRUMOVE L'ATTIVAZIONE DI U TIMU

Pone u pollice di a manu manca nantu à a clavicula sinistra. Pone l'indici di a manu manca sopra a clavicula diritta.

Pone u polgaru di a manu diritta nantu à l'indici di a manu manca. Pone l'indici di a manu diritta nantu à u pollice di a manu manca.

Ùn hè micca esattamente precisu, ma imaginate chì u "thymus" hè quasi quì.

Concentrate in u vostru respiru è offre amore è amicizia à u to timo mentre exhale.

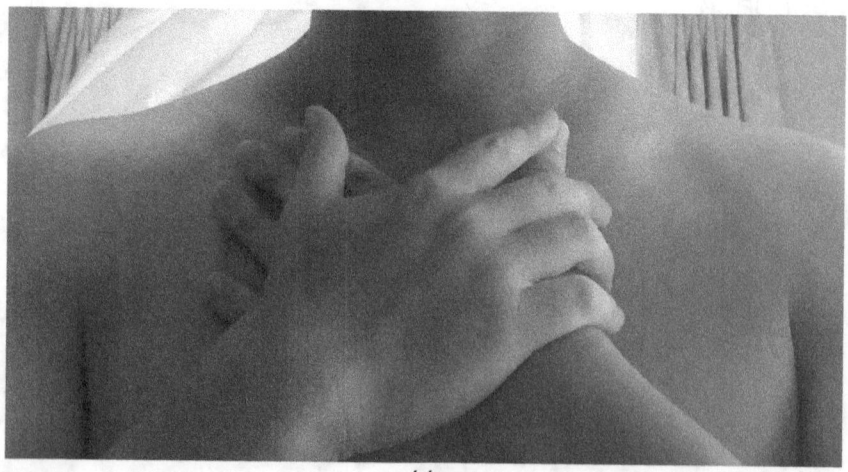

Ti dugnu amore è amicizia.
ti tengu caru
sì ancu u mo amicu

Per piacè ùn dite micca à voce alta, ma bisbigliate in u vostru core. Repetite questu cù ogni respiru. Repetite finu à cunfortu. Sì avete tempu avà, fate meditazione.

Qualcunu di voi sente l'energia di l'amore è l'amicizia chì emana da u centru di u vostru core? O forse mi pudete mostrà qualcosa, cum'è una foto, un sonu, una storia.

Se ti senti cusì, ùn trattene micca, vai avanti è sperimentate cum'è vulete vede più. Questa hè a prova chì l'esistenza inherente à l'autore cumencia à move.

dopu a meditazione

Fate una nota di ciò chì succede quandu utilizate l'energia di l'amore è l'amicizia prima di scurdà.

U mo libru hè fattu da questu memo.

NORSK (NORVÉGIEN)

HEALING FOR Å AKTIVERE THYMUS

Plasser tommelen på venstre hånd på toppen av venstre krageben. Plasser pekefingeren på venstre hånd over høyre krageben.

Plasser tommelen på høyre hånd på pekefingeren på venstre hånd. Plasser pekefingeren på høyre hånd på tommelen på venstre hånd.

Det er ikke nøyaktig, men tenk deg at thymus er omtrent der.

Konsentrer deg om pusten din.
Mens du puster ut, gi kjærlighet og vennskap til thymus.

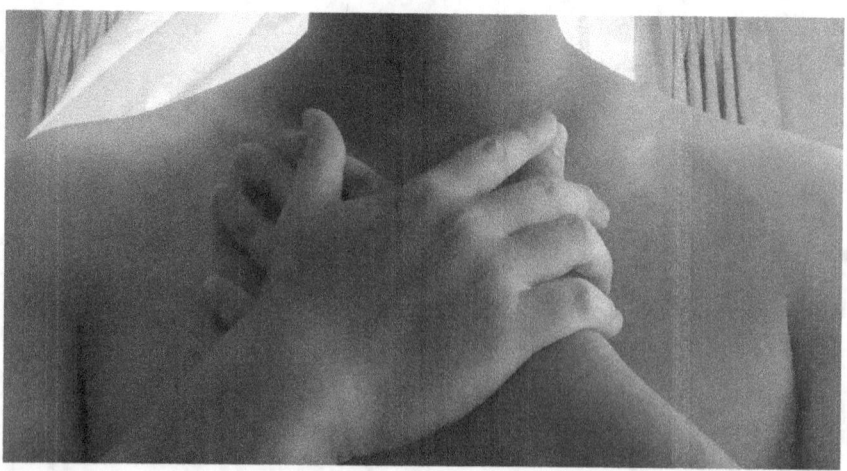

Jeg gir deg kjærlighet og vennskap.
Jeg elsker deg
du er min venn også

Vennligst ikke si det høyt, men hvisk i hjertet ditt.
Gjenta dette med hvert pust. Gjenta til det er
behagelig. Hvis du har tid nå, la oss meditere som det
er.

Kan noen av dere føle energien av kjærlighet og
vennskap som kommer fra hjertet av deres hjerte?
Eller de kan vise deg noe, som et bilde, en lyd, en
historie.

Hvis du føler det slik, ikke hold tilbake og fortsett og
opplev det som om du vil se mer av det. Dette er et
bevis på at ditt indre vesen begynner å bevege seg.

Noter hva som skjedde før du glemmer det.

Boken min er laget av dette notatet.

DANSK (DANOIS)

HVORDAN MAN FREMMER AKTIVERING AF THYMUS

Placer tommelfingeren på din venstre hånd oven på dit venstre kraveben. Placer pegefingeren på din venstre hånd over dit højre kraveben.

Placer tommelfingeren på din højre hånd på din venstre hånds pegefinger. Placer din højre hånds pegefinger på tommelfingeren af din venstre hånd.

Det er ikke præcist, men forestil dig, at thymus er der nogenlunde.

Koncentrer dig om din vejrtrækning.

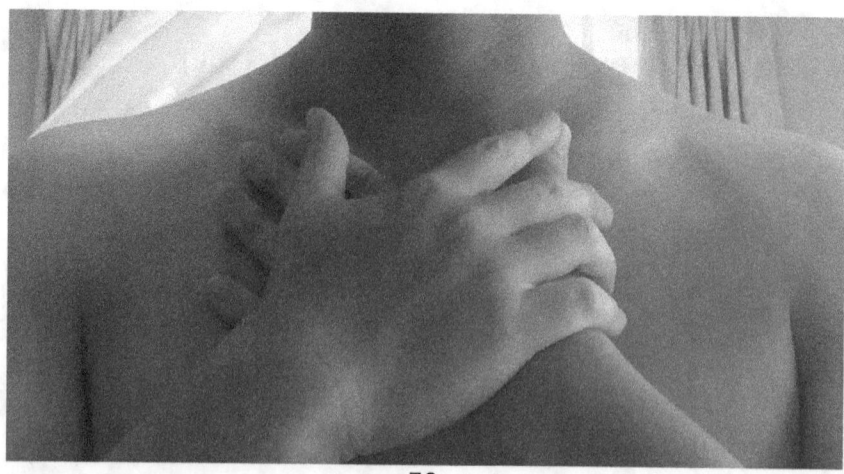

Når du ånder ud, skal du tilbyde kærlighed og
venskab til thymus.

Jeg giver dig kærlighed og venskab.
jeg elsker dig
du er også min ven

Sig det ikke højt, men hvisk i dit hjerte. Gentag dette
med hvert åndedrag. Gentag indtil du føler dig godt
tilpas. Hvis du har tid nu, så lad os meditere, som det
er.

Kan nogen af jer mærke energien af kærlighed og
venskab udgå fra hjertet af jeres hjerte? Eller de viser
dig måske noget, som et billede, en lyd, en historie.

Hvis du har det sådan, skal du ikke holde dig tilbage
og gå videre og oplev det, som om du gerne vil se
mere af det. Dette er beviset på, at den eksistens, der
er iboende i selvet, begynder at bevæge sig.

Noter hvad der skete, før du glemmer det.

Min bog er lavet ud fra dette notat.

CYMRAEG (GALLOIS)

IACHAU I ACTIFADU'R THYMWS

Rhowch fawd eich llaw chwith ar ben asgwrn eich coler chwith. Rhowch fys mynegai eich llaw chwith uwchben asgwrn eich coler dde.

Rhowch fawd eich llaw dde ar fys mynegai eich llaw chwith. Rhowch fys mynegai eich llaw dde ar fawd eich llaw chwith.

Nid yw'n fanwl gywir, ond dychmygwch fod y thymws yn fras yno.

Canolbwyntiwch ar eich anadlu.
Wrth i chi anadlu allan, cynigiwch gariad a chyfeillgarwch i'r thymws.

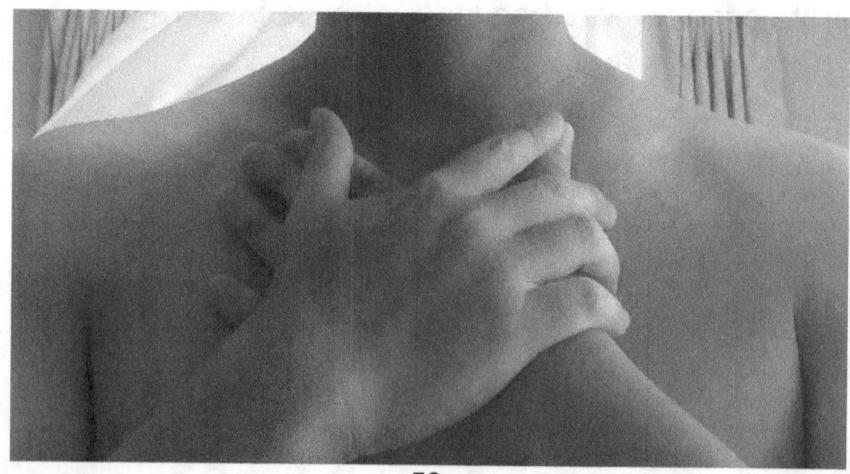

Rwy'n rhoi cariad a chyfeillgarwch i chi.
Rwy'n dy garu di
ti yw fy ffrind hefyd

Peidiwch â'i ddweud yn uchel, ond sibrwd yn eich
calon. Ailadroddwch hyn gyda phob anadl.
Ailadroddwch nes yn gyfforddus. Os oes gennych
amser nawr, myfyriwch.

A all unrhyw un ohonoch deimlo egni cariad a
chyfeillgarwch yn deillio o ganol eich calon? Neu
efallai y byddan nhw'n dangos rhywbeth i chi, fel llun,
sain, stori.

Os ydych chi'n teimlo felly, peidiwch â dal yn ôl a
mynd ymlaen a'i brofi fel pe baech am weld mwy
ohono. Dyma'r prawf fod y bodolaeth gynhenid yn yr
hunan yn dechrau symud.

ar ôl myfyrdod

Gwnewch nodyn o'r hyn sy'n digwydd pan fyddwch
chi'n defnyddio egni cariad a chyfeillgarwch cyn i chi
ei anghofio.

Mae fy llyfr wedi'i wneud o'r memo hwn.

GÀIDHLIG NA H-ALBA
(GAÉLIQUE (ÉCOSSE))

SLÀNACHADH GUS AN THYMUS A GHNÌOMHACHADH

Cuir òrdag do làmh chlì air mullach do chnàimh-choille chlì. Cuir meur-chlàr do làmh chlì os cionn do chnàimh-choille cheart.

Cuir òrdag do làmh dheas air meur-chlàr do làimh chlì. Cuir meur-chlàr do làmh dheas air òrdag do làimh chlì.

Chan e seo an dearbh àite, ach smaoinichidh sinn gu bheil an thymus timcheall air an sin.

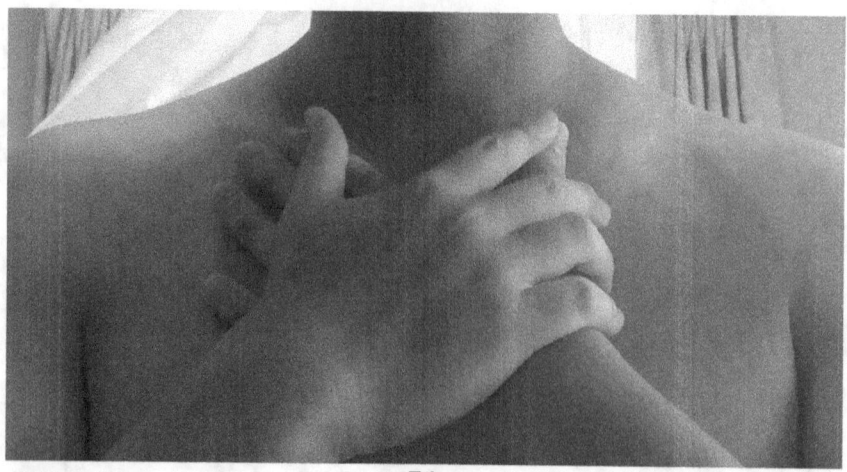

Fòcas air d' anail agus thoir gaol is càirdeas don thymus agad fhad 's a tha thu ag exhale.

Tha mi a 'toirt gràdh agus càirdeas dhut.
tha gaol agam ort
tha thu nad charaid dhomh cuideachd

Feuch nach abair thu e gu h-ard, ach cogar nad chridhe. Dèan seo a-rithist le gach anail. Dèan a-rithist gus am bi e cofhurtail. Ma tha ùine agad a-nis, dèan meòrachadh.

Am faod duine agaibh a bhith a' faireachdainn lùth a' ghràidh agus a' chàirdeis a' tighinn bho mheadhan do chridhe? No is dòcha gun urrainn dhut rudeigin a shealltainn dhomh, leithid dealbh, fuaim, sgeulachd.

Ma tha thu a' faireachdainn mar sin, na cùm air ais agus rach air adhart agus faigh eòlas air mar gum biodh tu airson barrachd fhaicinn. Is e seo an dearbhadh gu bheil do bhith a-staigh a' gluasad.

às deidh meòrachadh
Dèan nota de na thachras nuair a chleachdas tu lùth gaoil is càirdeas mus dìochuimhnich thu e.
Tha an leabhar agam air a dhèanamh bhon mheòrachan seo.

FRYSK (FRISON)

HOE TE BEFOARDERJEN AKTIVEARRING FAN DE THYMUS

Plak de tomme fan jo lofterhân boppe op jo linker kraachbonke. Plak de wiisfinger fan jo lofterhân boppe jo rjochter kraachbonke.

Plak de tomme fan jo rjochterhân op 'e wiisfinger fan jo lofterhân. Plak de wiisfinger fan jo rjochterhân op 'e tomme fan jo lofterhân.

It is net krekt, mar stel jo foar dat de thymus der rûchwei is.

Konsintrearje op jo sykheljen.

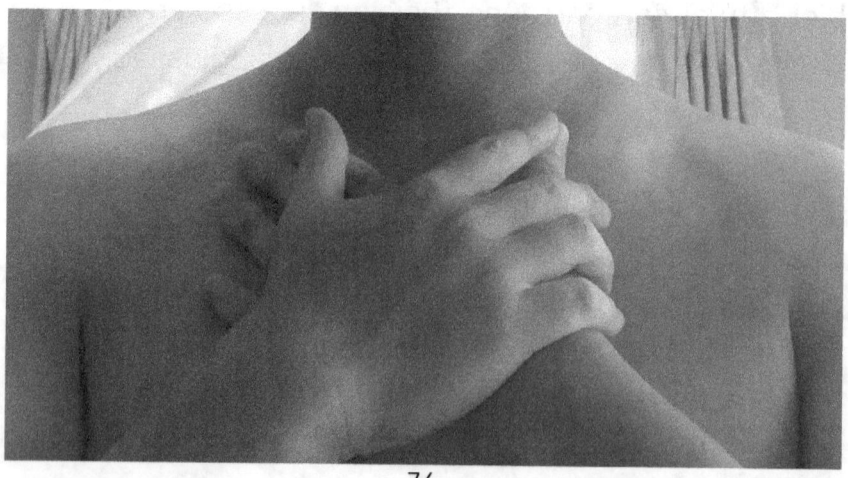

As jo útademe, biede leafde en freonskip oan 'e thymus.

Ik jou dy leafde en freonskip.
ik hâld fan dy
do bist myn freon ek

Sis it asjebleaft net lûdop, mar flústerje yn dyn hert.
Werhelje dit mei elke sykheljen. Werhelje oant noflik.
As jo no tiid hawwe, lit ús meditearje lykas it is.

Kin ien fan jo de enerzjy fan leafde en freonskip fiele dy't út it sintrum fan jo hert komt? Of se kinne jo wat sjen litte, lykas in foto, in lûd, in ferhaal.

As jo dat fiele, hâld dan net werom en gean foarút en belibje it as wolle jo der mear fan sjen. Dit is bewiis dat it wêzen dat yn jo sels ynherinte is begjint te bewegen.

nei meditaasje

Meitsje in notysje fan wat bart as jo de enerzjy fan leafde en freonskip brûke foardat jo it ferjitte.

Myn boek is makke fan dizze memo.

77

ΕΛΛΗΝΙΚΆ (GREC)

ΠΏΣ ΝΑ ΠΡΟΩΘΉΣΕΤΕ ΤΗΝ ΕΝΕΡΓΟΠΟΊΗΣΗ ΤΟΥ ΘΎΜΟΥ ΑΔΈΝΑ

Τοποθετήστε τον αντίχειρα του αριστερού σας χεριού πάνω από την αριστερή σας κλείδα. Τοποθετήστε τον δείκτη του αριστερού σας χεριού πάνω από τη δεξιά κλείδα.

Τοποθετήστε τον αντίχειρα του δεξιού σας χεριού στον δείκτη του αριστερού σας χεριού. Τοποθετήστε τον δείκτη του δεξιού σας χεριού στον αντίχειρα του αριστερού σας χεριού.

Δεν είναι ακριβές, αλλά φανταστείτε ότι ο θύμος είναι περίπου εκεί.

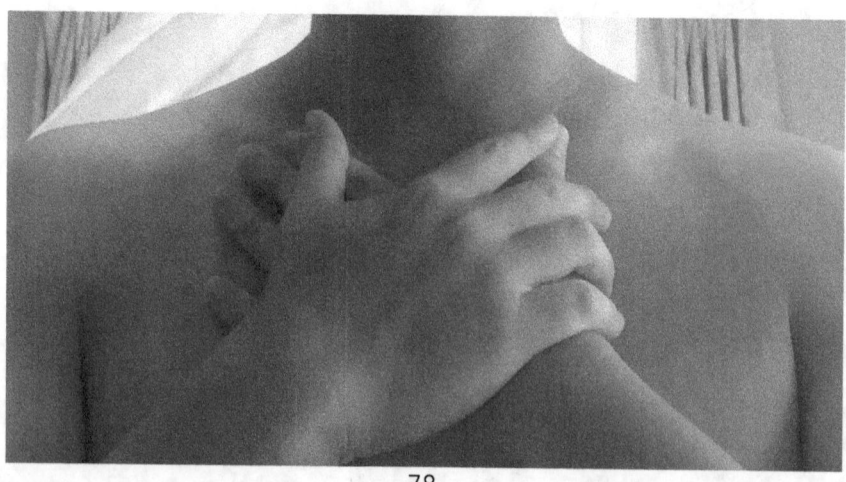

Επικεντρωθείτε στην αναπνοή σας.
Καθώς εκπνέετε, προσφέρετε αγάπη και φιλία.

Σας δίνω αγάπη και φιλία.
Σε αγαπώ
είσαι και φίλος μου

Παρακαλώ μην το λέτε δυνατά, αλλά ψιθυρίστε
στην καρδιά σας. Επαναλάβετε αυτό με κάθε
αναπνοή. Επαναλάβετε μέχρι να βολευτεί. Αν έχετε
χρόνο τώρα, ας διαλογιστούμε όπως είναι.

Μπορεί κάποιος από εσάς να νιώσει την ενέργεια
της αγάπης και της φιλίας που πηγάζει από την
καρδιά σας; Ή ίσως μπορείτε να μου δείξετε κάτι
σαν μια εικόνα, έναν ήχο, μια ιστορία.

Αν νιώθετε έτσι, μην κρατηθείτε πίσω και
προχωρήστε και ζήστε το σαν να θέλετε να δείτε
περισσότερα από αυτό. Αυτή είναι η απόδειξη ότι η
ύπαρξη που είναι εγγενής στον εαυτό αρχίζει να
κινείται.

Σημειώστε τι συνέβη πριν το ξεχάσετε.

Το βιβλίο μου είναι φτιαγμένο από αυτό το
σημείωμα.

БЪЛГАРСКИ (BULGARE)

МЕТОДИ ЗА НАСЪРЧАВАНЕ НА АКТИВИРАНЕТО НА ТИМУСА

Поставете палеца на лявата си ръка върху лявата си ключица. Поставете показалеца на лявата си ръка над дясната ключица.

Поставете палеца на дясната си ръка върху показалеца на лявата си ръка. Поставете показалеца на дясната си ръка върху палеца на лявата си ръка.

Не е точно, но си представете, че тимусът е приблизително там.

Концентрирайте се върху дишането си.

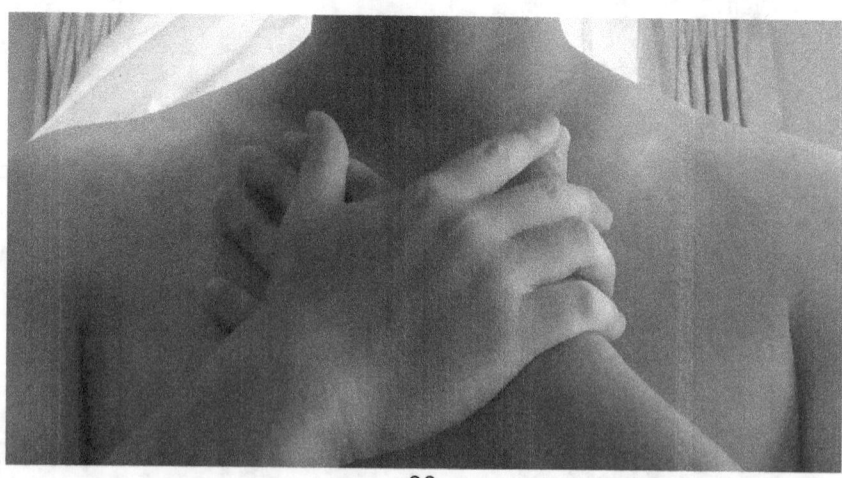

Докато издишвате, предлагайте любов и приятелство на тимуса.

Давам ти любов и приятелство.
Обичам те
ти също си ми приятел

Моля, не го казвайте на глас, а прошепнете в сърцето си. Повторете това с всеки дъх. Повторете, докато стане удобно. Ако имате време сега, нека медитираме както е.

Може ли някой от вас да усети енергията на любовта и приятелството, която блика от сърцето ви? Или може да ви покажат нещо, като картина, звук, история.

Ако се чувствате така, не се сдържайте и продължете напред и го изживейте, сякаш искате да видите повече от него. Това е доказателството, че вътрешното същество, което е присъщо на себе си, започва да се движи.

Отбележете какво се е случило, преди да го забравите.

Моята книга е направена от тази бележка.

МАКЕДОНСКИ (MACÉDONIEN)

ИСЦЕЛУВАЊЕ ЗА АКТИВИРАЊЕ НА ТИМУСОТ

Ставете го палецот од левата рака на врвот на левата клучна коска. Ставете го показалецот од левата рака над десната клучна коска.

Ставете го палецот од десната рака на показалецот од левата рака. Ставете го показалецот од десната рака на палецот од левата рака.

Не е точно, но замислете дека тимусот е приближно таму.

Концентрирајте се на вашето дишење.

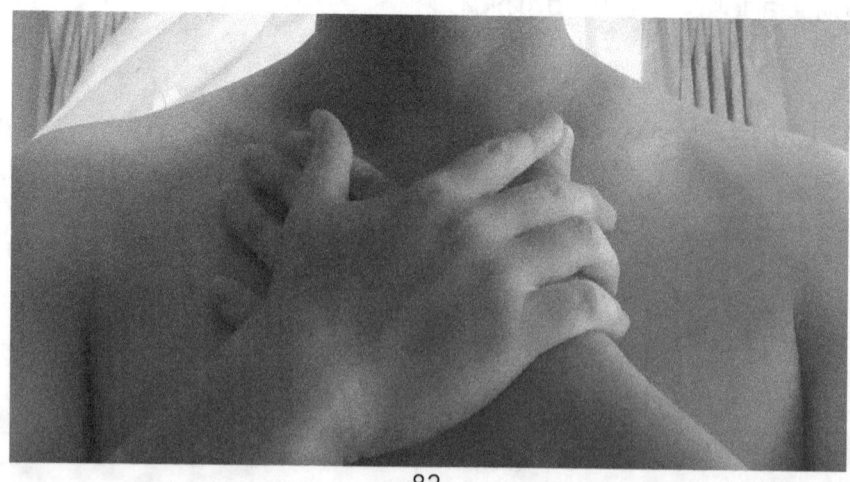

Додека издишувате, понудете му љубов и пријателство на тимусот.

Ти давам љубов и пријателство.
Те сакам
и ти си мој пријател

Ве молам, не кажувајте го тоа гласно, туку шепнете во срцето. Повторете го ова со секој здив. Повторете додека не е удобно. Ако имате време сега, ајде да медитираме како што е.

Дали некој од вас може да ја почувствува енергијата на љубовта и пријателството што произлегува од центарот на вашето срце? Или можеби ќе ви покажат нешто, како слика, звук, приказна.

Ако се чувствувате така, не воздржувајте се и продолжете и доживејте го како да сакате да видите повеќе од тоа. Ова е доказ дека постоењето својствено на јас почнува да се движи.

Забележете што се случило пред да заборавите.

Мојата книга е направена од овој белешка.

BOSANSKI (BOSNIAQUE)

ISCJELJIVANJE ZA AKTIVIRANJE TIMUSA

Stavite palac lijeve ruke na vrh lijeve ključne kosti. Postavite kažiprst lijeve ruke iznad desne ključne kosti.

Stavite palac desne ruke na kažiprst lijeve ruke. Stavite kažiprst desne ruke na palac lijeve ruke.

Zamislite da se tamo nalazi timus.

Koncentrišite se na svoje disanje.

Dok izdišete, ponudite ljubav i prijateljstvo timusu.

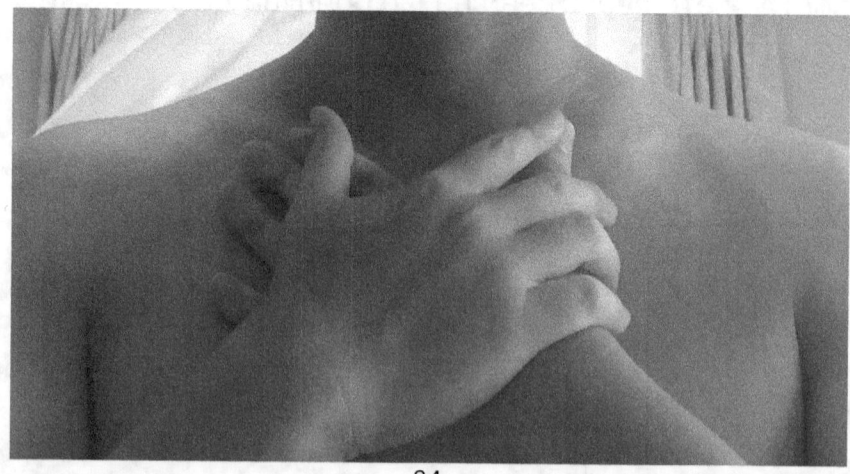

Dajem ti ljubav i prijateljstvo.
volim te
ti si i moj prijatelj

Molim vas, nemojte to govoriti naglas, već šapnite u svom srcu. Ponovite ovo sa svakim dahom. Ponavljajte dok vam ne bude udobno. Ako sada imate vremena, hajde da meditiramo kako jeste.

Može li neko od vas osjetiti energiju ljubavi i prijateljstva koja izvire iz centra vašeg srca? Ili vam mogu pokazati nešto, poput slike, zvuka, priče.

Ako se tako osjećate, nemojte se suzdržavati i nastavite i doživite to kao da želite vidjeti više od toga. Ovo je dokaz da egzistencija inherentna u sopstvu počinje da se kreće.

nakon meditacije

Zabilježite šta se dogodilo prije nego što zaboravite.

Moja knjiga je napravljena od ove beleške.

SHQIP (ALBANAIS)

SHËRIM QË AKTIVIZON TIMUSIN

Vendosni gishtin e madh të dorës së majtë në majë të klavikulës së majtë. Vendosni gishtin tregues të dorës suaj të majtë mbi klavikulën e djathtë.

Vendosni gishtin e madh të dorës së djathtë në gishtin tregues të dorës së majtë. Vendosni gishtin tregues të dorës suaj të djathtë në gishtin e madh të dorës së majtë.

Nuk është e saktë, por imagjinoni që timusi është afërsisht aty.

Përqendrohuni në frymëmarrjen tuaj.
Ndërsa nxirrni, ofroni dashuri dhe miqësi për timusin.

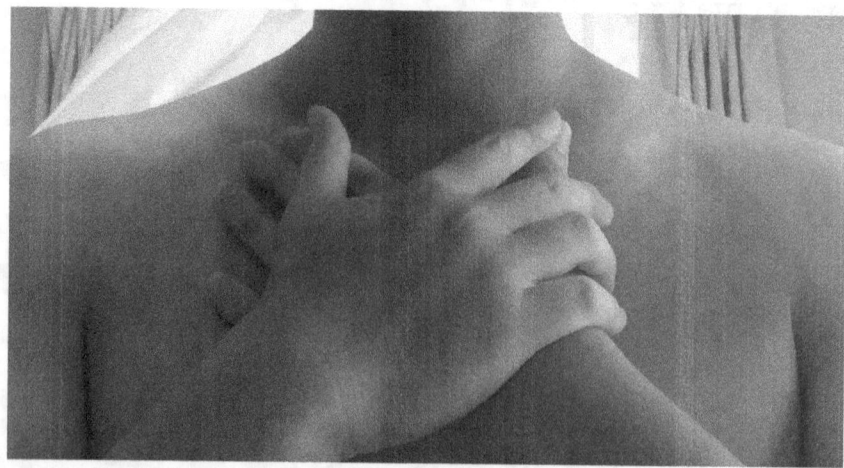

Unë ju jap dashuri dhe miqësi.
Unë të dua
edhe ti je miku im

Ju lutemi mos e thoni me zë të lartë, por pëshpëritni
në zemrën tuaj. Përsëriteni këtë me çdo frymëmarrje.
Përsëriteni derisa të jetë e rehatshme. Nëse keni kohë
tani, le të meditojmë siç është.

A mund të ndjejë ndonjë prej jush energjinë e
dashurisë dhe miqësisë që buron nga qendra e
zemrës suaj? Ose mund t'ju tregojnë diçka, si një foto,
një tingull, një histori.

Nëse ndihesh kështu, mos u përmba dhe vazhdo dhe
përjetoje atë sikur dëshiron të shohësh më shumë.
Kjo është dëshmi se qenia juaj e brendshme ka filluar
të lëvizë.

pas meditimit

Shënoni atë që ndodhi përpara se ta harroni.

Libri im është bërë nga kjo memorandum.

ESPERANTO (ESPÉRANTO)

RESANIGO POR AKTIVIGI LA TIMUSON

Metu la dikfingron de via maldekstra mano sur vian maldekstran klavikon. Metu la montran fingron de via maldekstra mano super vian dekstran klavikon.

Metu la dikfingron de via dekstra mano sur la montrofingron de via maldekstra mano. Metu la montran fingron de via dekstra mano sur la dikfingron de via maldekstra mano.

Ĝi ne estas preciza, sed imagu, ke la timuso estas proksimume tie.

Koncentriĝu pri via spirado.

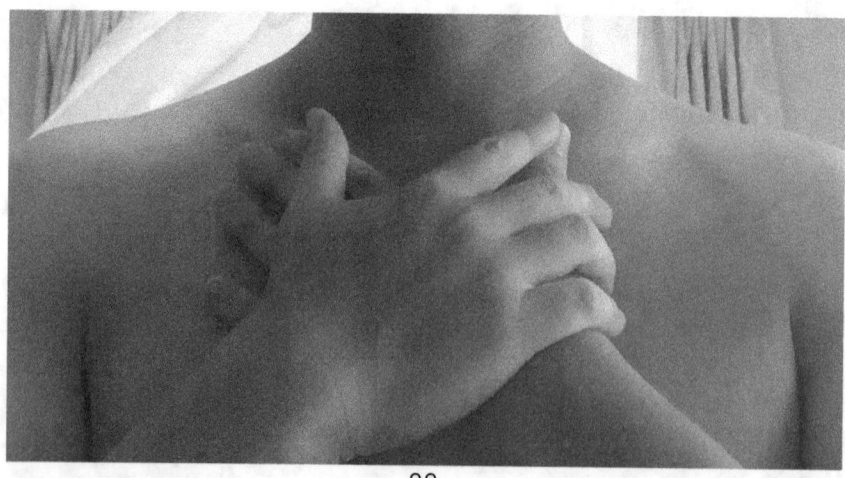

Dum vi elspiras, proponu amon kaj amikecon al la timuso.

Mi donas al vi amon kaj amikecon.
mi amas vin
vi ankaŭ estas mia amiko

Bonvolu ne diri ĝin laŭte, sed flustri en via koro.
Ripetu ĉi tion kun ĉiu spiro. Ripeti ĝis komforta. Se vi havas tempon nun, ni meditu kiel ĝi estas.

Ĉu iu el vi povas senti la energion de amo kaj amikeco eliranta el la centro de via koro? Aŭ ili povus montri al vi ion, kiel bildon, sonon, rakonton.

Se vi sentas tiel, ne retenu kaj iru antaŭen kaj spertu ĝin kvazaŭ vi volas vidi pli da ĝi. Ĉi tio estas pruvo, ke via interna estaĵo komencas moviĝi.

post meditado

Notu tion, kio okazis antaŭ ol vi forgesos ĝin.

Mia libro estas farita el ĉi tiu noto.

AFRIKAANS (AFRIKAANS)

HOE OM AKTIVERING VAN DIE TIMUS TE BEVORDER

Plaas die duim van jou linkerhand bo-op jou linker sleutelbeen. Plaas die wysvinger van jou linkerhand bo jou regter sleutelbeen.

Plaas die duim van jou regterhand op die wysvinger van jou linkerhand. Plaas die wysvinger van jou regterhand op die duim van jou linkerhand.

Dit is nie presies nie, maar stel jou voor dat die timus omtrent daar is.

Konsentreer op jou asemhaling.

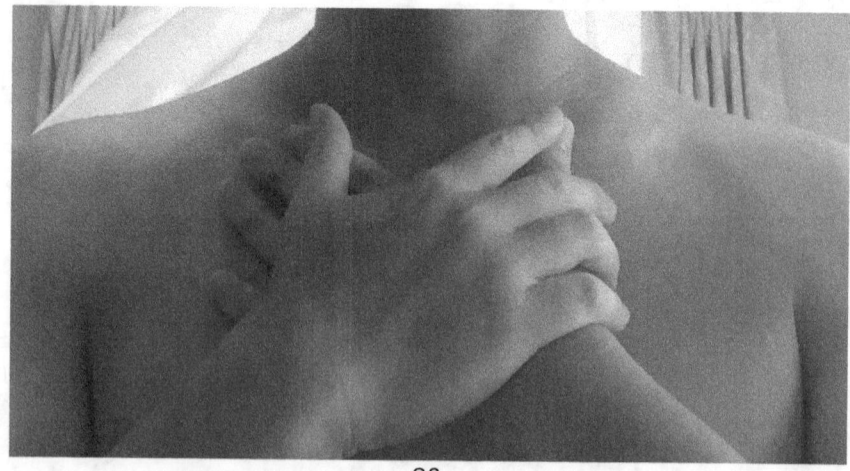

Terwyl jy uitasem, bied liefde en vriendskap aan die timus.

Ek gee jou liefde en vriendskap.
Ek het jou lief
jy is ook my vriend

Moet dit asseblief nie hardop sê nie, maar fluister in jou hart. Herhaal dit met elke asemteug. Herhaal totdat jy gemaklik voel. As jy nou tyd het, kom ons mediteer soos dit is.

Kan enigeen van julle die energie van liefde en vriendskap voel wat uit die middel van jou hart kom? Of hulle wys jou dalk iets, soos 'n prentjie, 'n klank, 'n storie.

As jy so voel, moenie terughou nie, gaan voort en ervaar dit soos jy meer wil sien. Dit is 'n bewys dat jou innerlike wese begin beweeg.

Maak 'n nota van wat gebeur wanneer jy die energie van liefde en vriendskap gebruik voordat jy dit vergeet.

My boek is gemaak van hierdie memo.

ISIXHOSA (XHOSA)

IINDLELA ZOKUKHUTHAZA I-THYMUS ACTIVATION

Beka ubhontsi wesandla sakho sasekhohlo phezu kwekhola yakho yasekhohlo. Beka umnwe wesalathisi sesandla sakho sasekhohlo ngaphezu kwekhola yakho yasekunene.

Beka ubhontsi wesandla sakho sasekunene kumnwe wesalathisi sesandla sakho sasekhohlo. Beka umnwe wesalathisi sesandla sakho sasekunene kubhontsi wesandla sakho sasekhohlo.

Khawucinge ukuba kukho i-thymus apho.

Gxininisa ekuphefumleni kwakho.

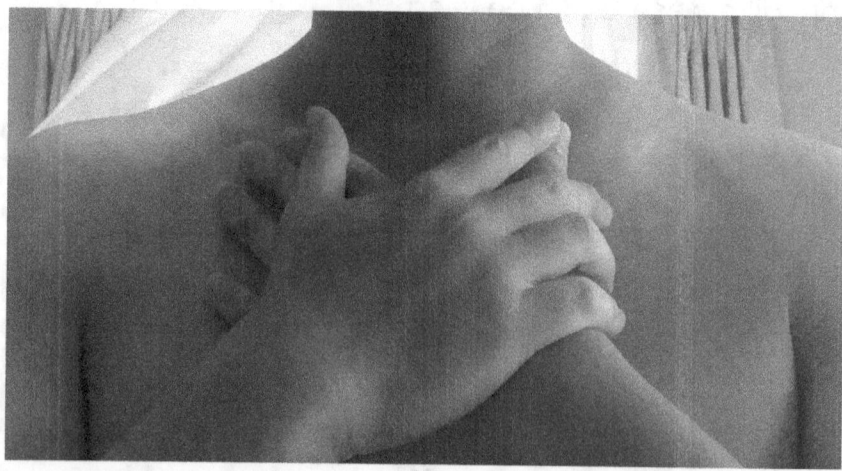

Njengoko ukhupha, nikela uthando kunye nobuhlobo kwi-thymus.

Ndikunika uthando kunye nobuhlobo.
ndiyakuthanda
nawe ungumhlobo wam

Nceda ungayithethi ngokuvakalayo, kodwa sebeza entliziyweni yakho. Phinda oku ngomphefumlo ngamnye. Phinda ude ukhululeke. Ukuba unexesha ngoku, masicamngce njengoko kunjalo.

Ngaba nabani na kuni unokuva amandla othando nobuhlobo aphuma embindini wentliziyo yakho? Okanye banokukubonisa into, njengomfanekiso, isandi, ibali.

Ukuba unokuziva uvakalelo olunjalo, ungalibazisi ukudala umnqweno wokubona ngakumbi, kwaye uqhubeke kwaye ube namava ngaphandle kokuxhathisa. Le mvakalelo ibubungqina bokuba ubukho obukhoyo kwisiqu sakho buyashukuma.

emva kokucamngca
Bhala into eyenzekayo xa usebenzisa amandla othando nobuhlobo ngaphambi kokuba uyilibale.
Incwadi yam yenziwe ngale memo.

ISIZULU (ZOULOU)

UKUPHULUKISA UKUZE KUSEBENZE I-THYMUS

Beka isithupha sesandla sakho sobunxele phezu kwe-clavicle yakho kwesokunxele. Beka umunwe wokukhomba wesandla sakho sobunxele phezu kwe-clavicle yakho yesokudla.

Beka isithupha sesandla sakho sokudla emunweni wokukhomba wesandla sakho sobunxele. Beka umunwe wokukhomba wesandla sakho sokudla esithupheni sesandla sakho sobunxele.

Cabanga ukuthi kukhona i-thymus lapho.

Gxila ekuphefumuleni kwakho.

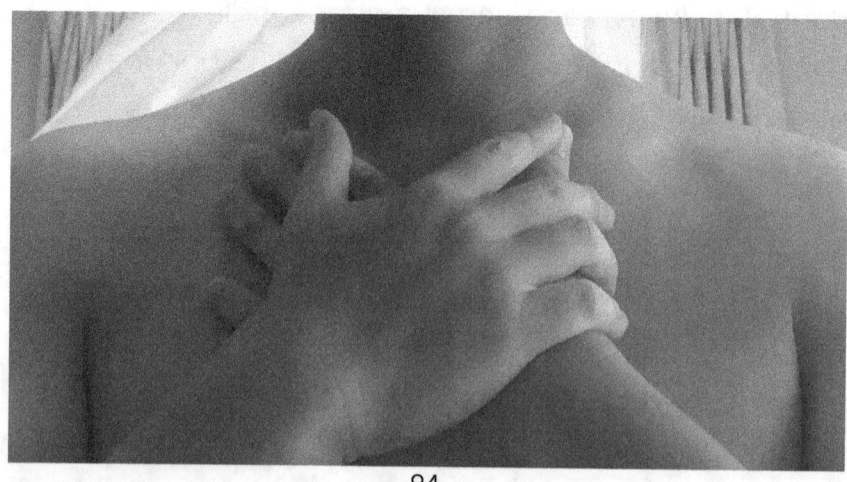

Njengoba ukhipha umoya, nikeza uthando nobungane ku-thymus.

Ngikunika uthando nobungane.
Ngiyakuthanda
nawe ungumngane wami

Ngicela ungakusho ngokuzwakalayo, kodwa hlebeza enhliziyweni yakho. Phinda lokhu ngokuphefumula ngakunye. Phinda uze ukhululeke. Uma unesikhathi manje, zindla.

Ingabe ukhona kini ozwa amandla othando nobungane aphuma phakathi kwenhliziyo yakho? Noma mhlawumbe ungangibonisa okuthile, njengesithombe, umsindo, indaba.

Uma uzizwa ngaleyo ndlela, ungagodli, qhubeka futhi uzizwele njengoba ungathanda ukubona okwengeziwe. Lobu wubufakazi bokuthi ubukhona obukhona kuwena buyanyakaza.

ngemva kokuzindla
Bhala ukuthi kwenzekani uma usebenzisa amandla othando nobungane ngaphambi kokuthi ukhohlwe. Incwadi yami yenziwe ngale memo.

XITSONGA (TSONGA)

NDLELA YO TLAKUSA KU TIRHISIWA KA THYMUS

Veka xikunwana xa voko ra wena ra ximatsi ehenhla ka "clavicle" ya wena ya ximatsi. Veka rintiho ra xinene ra voko ra wena ra ximatsi ehenhla ka "clavicle" ya wena ya xinene.

Veka xikunwana xa wena xa xinene ehenhla ka rintiho ra wena ra ximatsi ra xikombo. Veka rintiho ra xinene ra voko ra wena ra xinene ehenhla ka xikunwana xa voko ra wena ra ximatsi.

A hi swona kahle-kahle, kambe anakanya leswaku ku ni thymus kwalaho.

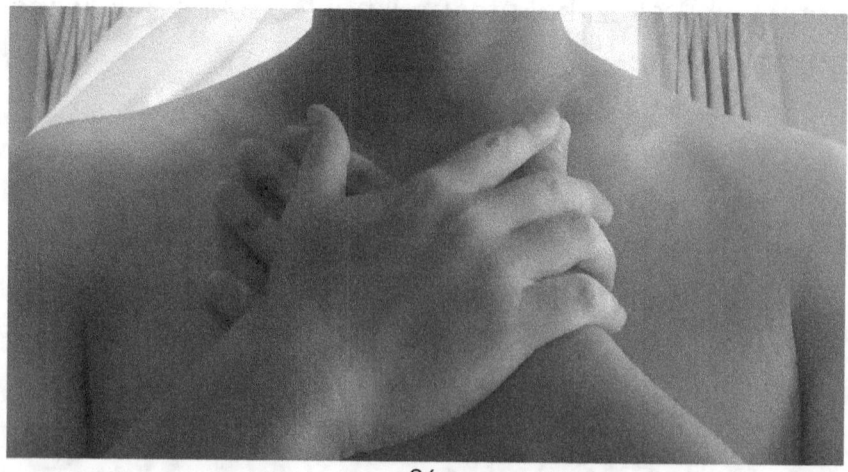

Tinyiketele eka ku hefemula ka wena.
Loko u ri karhi u humesa moya, nyikela rirhandzu ni
vunghana eka thymus.

Ndzi ku nyika rirhandzu ni vunghana.
Ndza ku rhandza
na wena u munghana wa mina

Ndzi kombela leswaku u nga swi vuli hi rito leri
tlakukeke, kambe u hlevetela embilwini ya wena.
Phindha leswi eka ku hefemula kun'wana ni kun'wana.
Phindha ku kondza u ntshunxeka. Loko u ri ni nkarhi
sweswi, endla ku anakanyisisa.

Xana un'wana wa n'wina a nga twa matimba ya
rirhandzu ni vunghana lama humaka embilwini ya
wena? Kumbe va nga ha ku komba nchumu wo karhi,
ku fana ni xifaniso, mpfumawulo, xitori.

Loko u titwa hi ndlela yoleyo, u nga tikhomi, yana
emahlweni u swi vona tanihi leswi u nga tsakelaka ku
vona swo tala. Lexi i vumbhoni bya leswaku xivumbiwa
xa le ndzeni lexi nga kona eka vumunhu bya wena xi le
ku fambeni.

Tsala leswi humeleleke u nga si swi rivala.

Buku ya mina yi endliwe hi memo leyi.

SEPEDI (SEPEDI)

TSELA YA GO KGOTHALETŠA GO TSENYWA TIRIŠONG GA THYMUS

Bea monwana o mogolo wa seatla sa gago sa nngele godimo ga lerapo la gago la molala la nngele. Bea monwana wa tšhupamabaka wa letsogo la gago la nngele ka godimo ga lerapo la gago la molala la le letona.

Bea monwana o mogolo wa seatla sa gago sa le letona monwaneng wa tšhupamabaka wa seatla sa gago sa le letshadi. Bea monwana wa tšhupamabaka wa seatla sa gago sa le letona godimo ga monwana o mogolo wa seatla sa gago sa le letshadi.

E sego gabotse, eupša akanya go na le thymus fao.

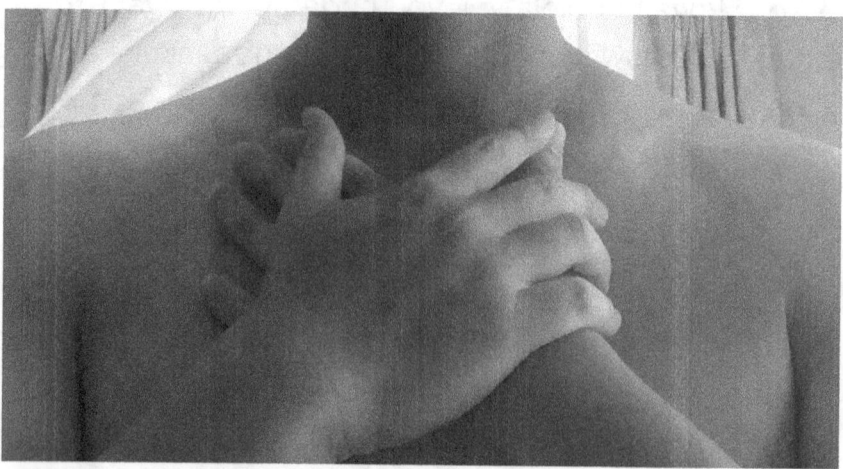

98

Tsepamiša kgopolo go hemeng ga gago.
Ge o dutše o ntšha moya, nea thymus lerato le
segwera.

Ke go fa lerato le segwera.
Ke a go rata
le wena o mogwera wa ka

Hle o se ke wa e bolela ka go hlaboša, eupša o sebela
pelong ya gago. Pheta se ka mohemo o mongwe le o
mongwe. Pheta go fihlela o phuthologile. Ge e ba o na
le nako gona bjale, dira go naganišiša.

Na le ge e le ofe wa lena a ka kwa matla a lerato le
segwera ao a tšwago pelong ya gago? Goba
mohlomongwe o ka mpontšha selo se sengwe sa go
swana le seswantšho, modumo, kanegelo.

Ge o ikwa ka tsela yeo, o se ke wa itshwara, tšwela
pele gomme o itemogele yona bjalo ka ge o rata go
bona tše ntši. Ye ke bohlatse bja gore sephedi seo se
lego ka gare ga boithati bja gago se thoma go sepela.

ka morago ga go naganišiša
Ngwala seo se diregilego pele o se lebala.
Puku ya ka e dirilwe go tšwa go memo ye.

SOTHO (SESOTHO)

PHOLISO EA HO KENYA TŠEBETSONG THYMUS

Beha monoana o motona oa letsoho la hao le letšehali ka holim'a clavicle e letšehali. Beha index monoana oa letsoho le letšehali ka holim'a clavicles e nepahetseng.

Beha monoana o motona oa letsoho la hao le letona monoana oa index oa letsoho la hao le letšehali. Beha monoana oa letsoho oa letsoho le letona monoaneng o motona oa letsoho la hao le letšehali.

Ak'u nahane hore ho na le thymus moo.

Tsepamisa maikutlo ho phefumoloheng ha hao.

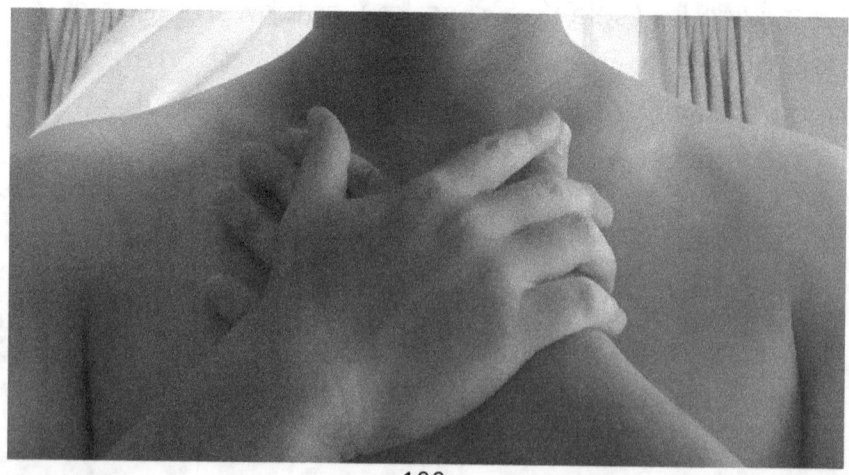

Ha u ntse u tsoa matšoafong a hao, fana ka lerato le botsoalle ho thymus ea hau.

Ke u fa lerato le setsoalle.
kea u rata
le wena o motswalle wa ka

Ke kopa o se ke oa e bua ka lentsoe le phahameng, empa u hoeshetse ka pelong. Pheta sena ka moea o mong le o mong. Pheta ho fihlela u phutholohile. Haeba u na le nako hona joale, etsa ho thuisa.

Na leha e le mang oa lōna a ka utloa matla a lerato le botsoalle a tsoang botebong ba pelo ea hae? Kapa ba ka 'na ba u bontša ntho e itseng, joaloka setšoantšo, molumo, pale.

Haeba u ikutloa ka tsela eo, u se ke ua leka ho ithiba, empa leka ho ikutloa joalokaha eka u batla ho bona haholoanyane.

Bona ke bopaki ba hore boteng bo teng ho uena bo ea sisinyeha.

ka mora ho thuisa
Ngola se etsahalang ha u sebelisa matla a lerato le botsoalle pele u e lebala.
Buka ea ka e entsoe ka lintlha tsena tse ngotsoeng.

SHONA (SHONA)

KUPORESA KUITA KUTI THYMUS ISHANDE

Isa "thumb" rwako rweruboshwe pamusoro pecollarbone yako yekuruboshwe. Isa "index finger" yeruoko rwako rworuboshwe pamusoro pecollarbone yako yekurudyi.

Isa "thumb" rwako rwerudyi pa "index finger" yeruboshwe rwako. Isa "index finger" cheruoko rwako rwerudyi pa chigunwe cheruboshwe rwako.

Haisi iyo chaiyo, asi fungidzira kuti thymus inenge iripo.

Isa pfungwa dzako pakufema kwako.

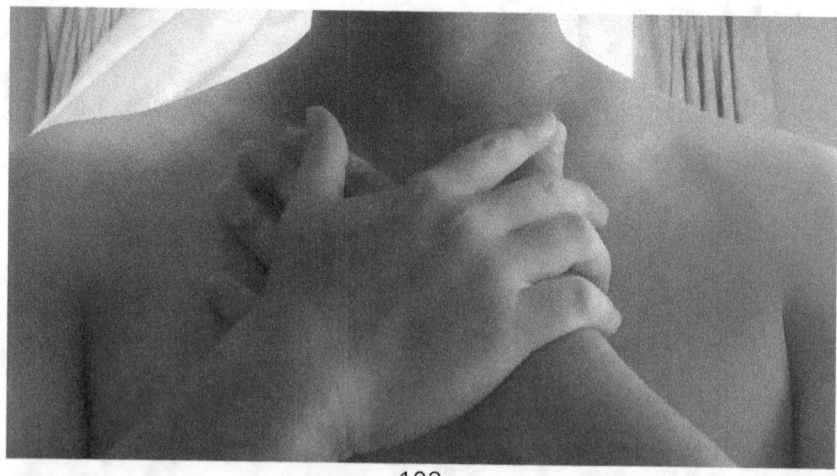

Sezvaunofema kubva mumapapu ako, ipa rudo uye ushamwari kune thymus yako.

Ndinokupa rudo uye ushamwari.
Ndinokuda.
Uri shamwari yangu yepamoyo futi.

Ndapota usazvitaure zvinonzwika, asi zevezera mumoyo mako. Dzokorora izvi nekufema kwega kwega. Dzokorora kusvikira wanzwa wakasununguka. Kana uine nguva ikozvino, fungisisa.

Pane mumwe wenyu anonzwa simba rerudo neushamwari richibva pakati pemoyo wenyu here? Kana kuti zvimwe unogona kundiratidza chimwe chinhu, semufananidzo, ruzha, nyaya.

Kana iwe uchigona kunzwa manzwiro akadaro, usazeza kugadzira chishuwo chekuona zvakawanda, uye enda kumberi uye nekusangana nazvo pasina kuramba. Uhwu ndihwo humbowo hwekuti kuvepo kwemukati memunhu kuri kutanga kufamba.

Nyora zvinoitika paunoshandisa simba rerudo uye ushamwari usati wazvikanganwa. Bhuku rangu rakagadzirwa kubva kumemo iyi.

CHEWA (CHICHEWA)

KUCHIRITSA KUTI YAMBITSA THYMUS

Ikani chala chachikulu cha dzanja lanu lamanzere pamwamba pa kolala yanu yakumanzere.
Ikani chala cholozera cha dzanja lanu lakumanzere pamwamba pa kolala yanu yakumanja.

Ikani chala chachikulu cha dzanja lanu lamanja pa chala chanu chakumanzere.
Ikani chala chamlozera cha dzanja lanu lamanja pa chala chachikulu cha dzanja lanu lamanzere.

Sizolondola kwenikweni, koma taganizirani kuti pali thymus kuzungulira pamenepo.

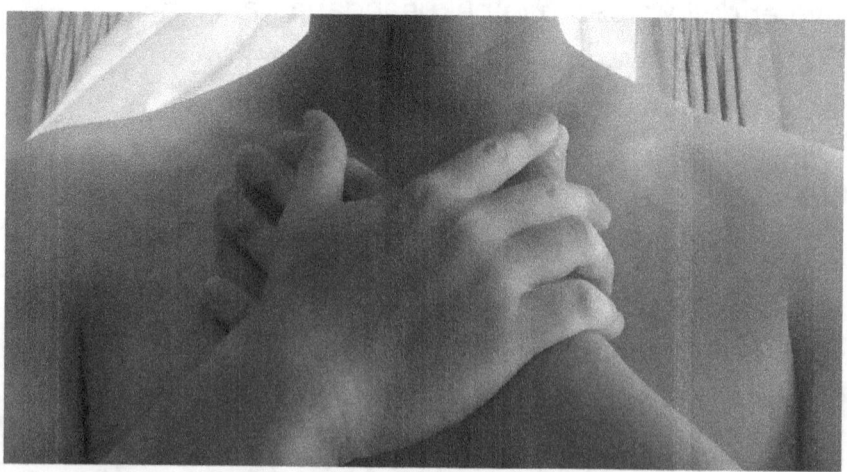

Yang'anani pa mpweya wanu, ndipo pamene mukutuluka kuchokera m'mapapu anu, perekani chikondi ndi ubwenzi kwa thymus.

Ndikupatsani chikondi ndi ubwenzi.
ndimakukondani
ndiwenso mnzanga

Chonde musanene mokweza, koma manong'onong'ono mumtima mwanu. Bwerezani izi ndi mpweya uliwonse. Bwerezani mpaka momasuka. Ngati muli ndi nthawi tsopano, sinkhasinkhani.

Kodi aliyense wa inu angamve mphamvu ya chikondi ndi ubwenzi kuchokera pakati pa mtima wanu? Kapena angakusonyezeni chinachake, monga chithunzi, phokoso, nkhani.

Ngati mukumva choncho, musazengereze, pitirizani kukumana nazo monga momwe mukufunira kuti muwone zambiri. Uwu ndi umboni wakuti kukhalapo komwe kuli chibadwa mwa inu nokha kukuyenda.

Lembani zimene zimachitika mukamagwiritsa ntchito mphamvu ya chikondi ndi ubwenzi musanaiwale.

Bukhu langa linapangidwa kuchokera ku memo iyi.

KISWAHILI (SWAHILI)

JINSI YA KUKUZA UANZISHAJI WA THYMUS

Weka kidole gumba cha mkono wako wa kushoto juu ya kola yako ya kushoto. Weka kidole cha shahada cha mkono wako wa kushoto juu ya kola yako ya kulia.

Weka kidole gumba cha mkono wako wa kulia kwenye kidole cha shahada cha mkono wako wa kushoto. Weka kidole cha shahada cha mkono wako wa kulia kwenye kidole gumba cha mkono wako wa kushoto.

Sio hasa, lakini fikiria kwamba kuna thymus huko.

Zingatia kupumua kwako.

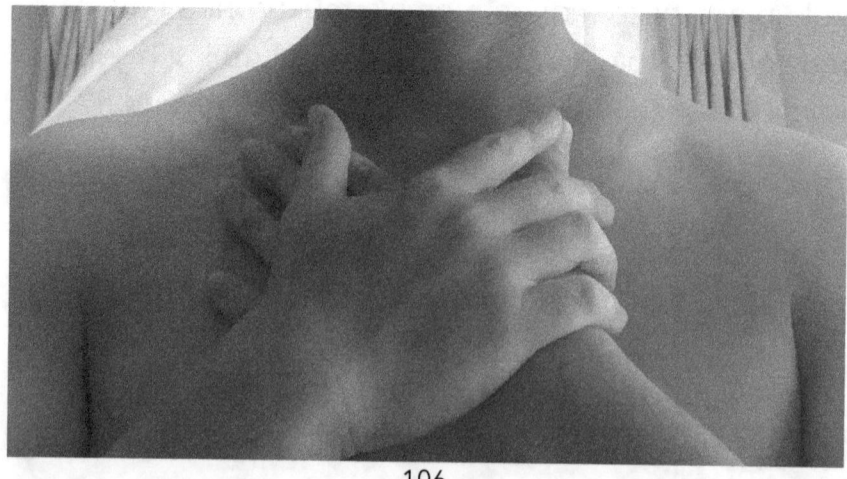

Unapotoa hewa kutoka kwa mapafu yako, toa upendo na urafiki kwa thymus yako.

Ninakupa upendo na urafiki.
nakupenda
wewe ni rafiki yangu pia

Tafadhali usiseme kwa sauti kubwa, lakini nong'ona moyoni mwako. Rudia hii kwa kila pumzi. Rudia hadi raha.

Je, yeyote kati yenu anaweza kuhisi nishati ya upendo na urafiki inayotoka katikati ya moyo wako? Au wanaweza kukuonyesha kitu, kama picha, sauti, hadithi.

Ikiwa unahisi hivyo, usijizuie, endelea na upate uzoefu kama vile ungependa kuona zaidi. Huu ni uthibitisho kwamba uwepo ambao ni asili katika ubinafsi wako unasonga.

Andika kile kinachotokea unapotumia nishati ya upendo na urafiki kabla ya kusahau.

Kitabu changu kimetengenezwa kutoka kwa kumbukumbu hii.

LINGALA (LINGALA)

KOBIKISA MPO NA KOSALA ETE THYMUS ESALA MOSALA

Tyá mosapi monene ya lobɔkɔ na yo ya mwasi likoló ya mokuwa na yo ya ntolo ya lobɔkɔ ya mwasi. Tyá mosapi ya index ya lobɔkɔ na yo ya mwasi likoló ya mokuwa na yo ya ntolo ya mobali.

Tia mosapi monene ya loboko na yo ya mobali na mosapi ya index ya loboko na yo ya mwasi. Tia mosapi ya index ya loboko na yo ya mobali na mosapi monene ya loboko na yo ya mwasi.

Kanisá ete ezali na thymus moko kuna.

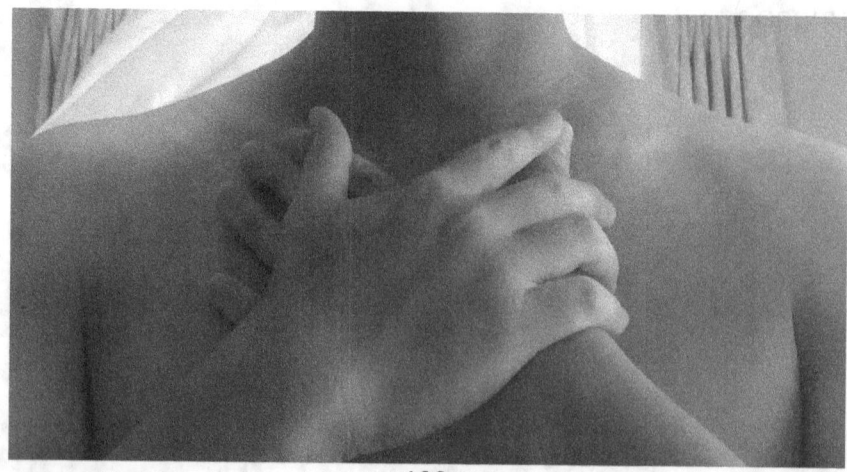

Tyá makanisi na yo nyonso na ndenge oyo ozali kopema. Ntango ozali kobimisa mpema, pesa bolingo mpe boninga na thymus.

Napesi yo bolingo mpe boninga.
Nalingaka yo
yo pe ozali moninga na ngai

Svp koloba yango na mongongo makasi te, kasi koloba na mongongo ya nse na motema na yo. Zongelá yango na mpema mokomoko. Zongelá yango tii ntango okoyoka malamu. Soki ozali na ntango sikoyo, salá komanyola.

Moko kati na bino akoki koyoka nguya ya bolingo mpe boninga oyo ezali kobima na katikati ya motema na yo? To bakoki kolakisa yo eloko moko, lokola elilingi, mongongo, lisolo.

Soki ozali koyoka bongo, kokangama te mpe kokende liboso mpe kokutana na yango lokola nde olingi komona mingi na yango. Oyo ezali elembeteli oyo emonisi ete ekelamu ya kati oyo ezali na kati na yo ebandi kotambola.

Komá makambo oyo esalemaki liboso obosana yango. Buku na ngai esalemi na bloc-notes oyo.

OLUGANDA (LUGANDA)

ENGERI Y'OKUTUMBULAMU ACTIVATION YA THYMUS

Teeka "engalo ensajja" y'omukono gwo ogwa kkono waggulu wa "left clavicle". Teeka "index finger" y'omukono ogwa kkono waggulu wa "right collarbone".

Teeka "engalo ensajja" y'omukono gwo ogwa ddyo waggulu ku "index finger" y'omukono gwo ogwa kkono. Teeka "index finger" y'omukono gwo ogwa ddyo ku "thumb" y'omukono gwo ogwa kkono.

Si kifo kyennyini, naye ka tugambe nti thymus eri awo roughly.

Essira lisse ku ngeri gy'ossa.

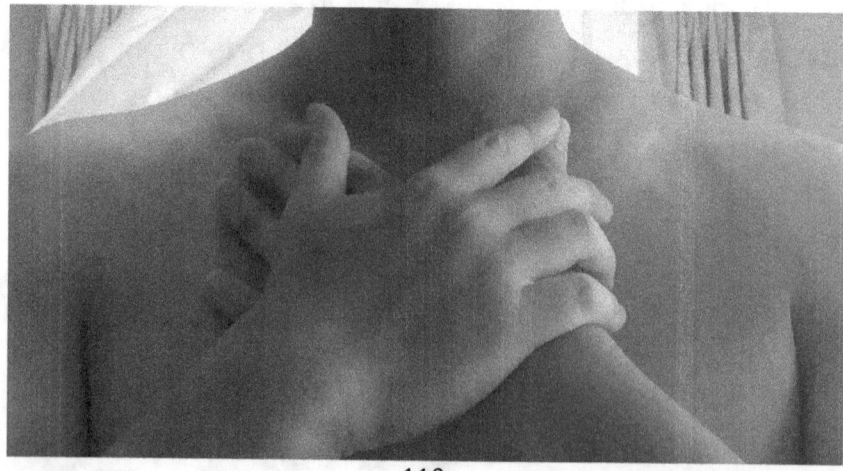

Nga bw'ofulumya omukka, muwe thymus yo
omukwano n'okusaasira.

Okukuwa enneewulira z'okwagala n'okufaayo.
Nkwagala
naawe oli mukwano gwange

Nsaba tokyogera mu ddoboozi ery'omwanguka,
wabula muwuuba okuva ku mutima gwo. Kino
kiddemu buli lw'ossa. Ddamu okutuusa lwe
weeyagaza. Bw'oba olina obudde kati, kola
okufumiitiriza.

Waliwo ku mmwe asobola okuwulira amaanyi
g'okwagala n'okusaasira nga gava wakati mu mutima
gwo? Oba olyawo oyinza okundaga ekintu,
ng'ekifaananyi, eddoboozi, emboozi.

Bw'oba owulira enneewulira ey'ekika ekyo, toziyiza
n'ogenda mu maaso n'ogifuna ng'olinga ayagala
okulaba ebisingawo. Buno bwe bukakafu nti
okubeerawo okuzaaliranwa mu muntu yennyini
kutandise okutambula.

oluvannyuma lw'okufumiitiriza
Wandiika ebyaliwo nga tonnabyerabira.
Ekitabo kyange kikoleddwa okuva mu memo eno.

KINYARWANDA (KINYARWANDA)

GUKIZA KUGIRANGO UKORE THYMUS

Shira igikumwe cy'ukuboko kwawe kw'ibumoso hejuru ya collarbone yawe y'ibumoso. Shira urutoki rw'intoki rw'ibumoso hejuru ya collarbone yawe y'iburyo.

Shira igikumwe cy'ukuboko kwawe kw'iburyo kurutoki rw'ibumoso. Shira urutoki rw'intoki rw'ukuboko kwawe kw'iburyo ku gikumwe cy'ukuboko kwawe kw'ibumoso.

Tekereza hano hari thymus.

Wibande ku mwuka wawe, kandi uko usohotse mu bihaha, tanga urukundo n'ubucuti kuri thymus yawe.

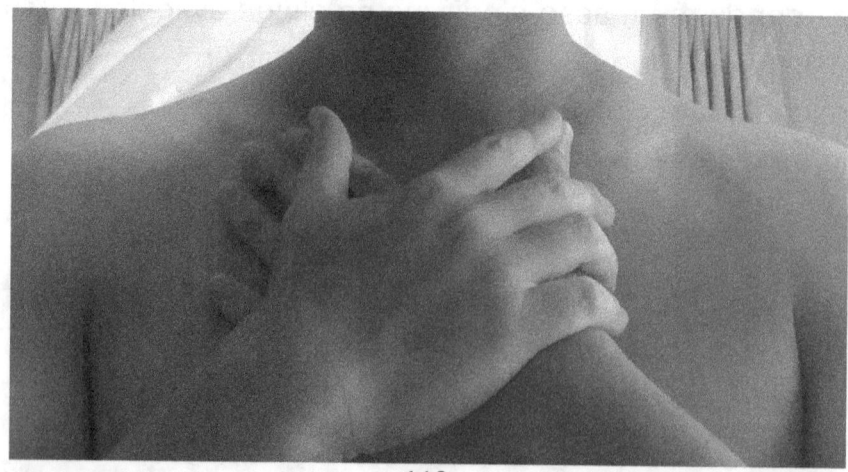

112

Ndaguhaye urukundo n'ubucuti.
ndagukunda
nawe uri inshuti yanjye

Nyamuneka ntukavuge n'ijwi rirenga, ariko wongorera
mu mutima wawe. Subiramo ibi hamwe na buri
mwuka. Subiramo kugeza igihe wumva umerewe neza.
Niba ufite umwanya ubungubu, kora kuzirikana.

Ninde muri mwe ushobora kumva imbaraga
zurukundo nimpuhwe zituruka kumutima wawe?
Cyangwa birashoboka ko ushobora kunyereka ikintu,
nk'ishusho, ijwi, inkuru.

Niba wumva ibyiyumvo nk'ibyo, ntukifate hanyuma
ujye imbere kandi ubibone nkaho ushaka kubona
byinshi. Nibimenyetso byerekana ko ikiremwa
kirangwa muri wewe gitangiye kugenda.

Andika ibyabaye mbere yuko ubyibagirwa.

Igitabo cyanjye cyakozwe muriyi memo.

MALAGASY (MALGACHE)

FANASITRANANA HAMPAVITRIKA NY THYMUS

Apetraho eo ambonin'ny "clavicle" havia ny ankihiben-tananao havia. Apetraho eo ambonin'ny "clavicle" havanana ny fanondron'ny tananao havia.

Apetraho eo amin'ny fanondro havia ny ankihibenao havanana. Apetraho eo amin'ny ankiben'ny tananao havia ny fanondron'ny tananao havanana.

Alaivo sary an-tsaina hoe misy thymus ao.

Mifantoha amin'ny fofonainao ary manolotra fitiavana sy fisakaizana amin'ny thymus anao rehefa mivoaka ianao.

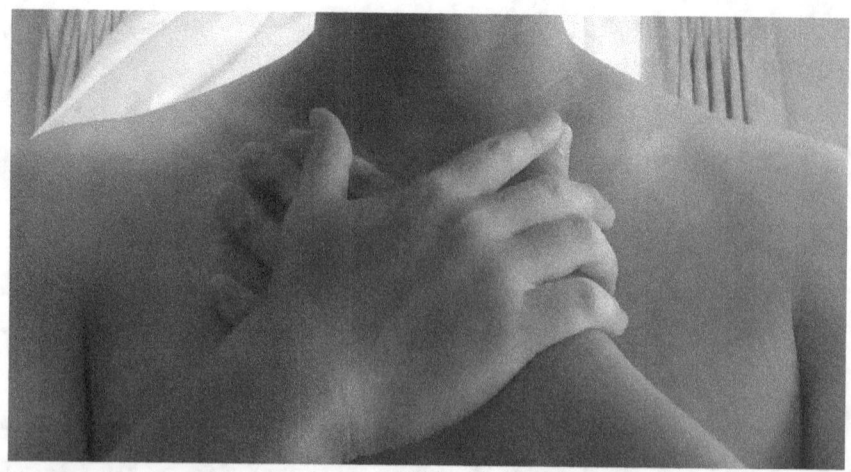

114

Omeko fitiavana sy fisakaizana ianao.
tiako ianao
namako koa ianao

Aza miteny mafy, fa mibitsibitsika ao am-ponao.
Avereno izany isaky ny fofonaina. Avereno izany
mandra-pahazoanao aina. Raha manam-potoana ianao
izao dia manaova fisaintsainana.

Misy aminareo ve afaka mahatsapa ny herin'ny
fitiavana sy ny fisakaizana mivoaka avy ao afovoan'ny
fonareo? Na mety ho afaka mahita na mahatsapa
zavatra ianao, toy ny sary, feo, na tantara.

Raha mahatsapa izany fahatsapana izany ianao dia
aza mihemotra, mahatsiaro ho te hahita bebe kokoa,
ary tohizo ary hiaina izany tsy misy fanoherana. Izany
fahatsapana izany dia porofo fa manomboka
mihetsika ny fisiana miafina ao anatinao.

aorian'ny fisaintsainana

Ataovy an-tsoratra ny zava-nitranga alohan'ny
hanadinoanao izany.

Natao avy amin'ity memo ity ny bokiko.

IGBO (IGBO)

OTU ESI AKWALITE ỊGBALITE THYMUS

Tinye isi mkpịsị aka nke aka ekpe gị n'elu "clavicle" aka ekpe gị. Tinye mkpịsị aka nke aka ekpe gị n'elu "clavicle" aka nri gị. Tinye isi mkpịsị aka nke aka nri gị na mkpịsị aka aka ekpe gị. Tinye mkpịsị aka aka nri gị na isi mkpịsị aka nke aka ekpe gị.

Ọ bụghị kpọmkwem, mana were ya na thymus nọ ebe ahụ.

Tinye uche na iku ume gị. Ka ị na-ekupụ ume, nye thymus ịhụnanya na ọbụbụenyi.

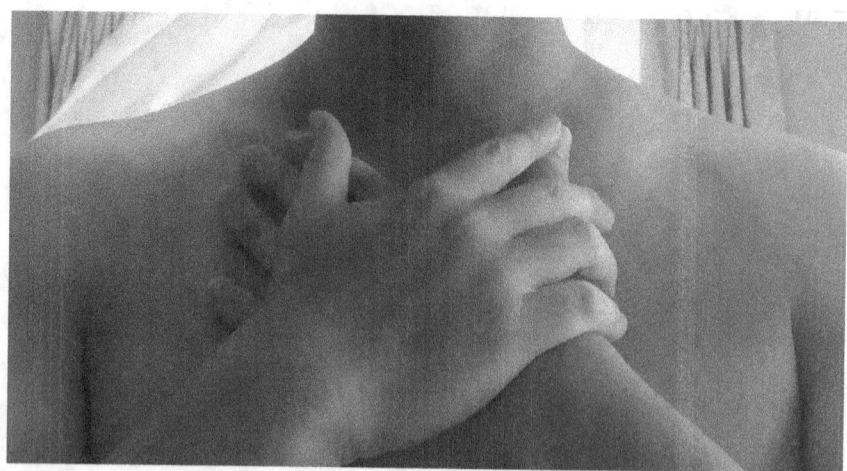

M na-enye gị ịhụnanya na enyi.
a hụrụ m gị n'anya
I bu kwa enyim

Biko ekwula ya n'olu dara ụda, kama kpakwue ya n'obi gị. Tinyegharịa nke a na ume ọ bụla. Tinyegharịa ruo mgbe ahụ ruru gị ala. Ọ bụrụ na ị nwere oge ugbu a, tụgharịa uche.

Ò dị onye ọ bụla n'ime unu nwere ike inwe ume nke ịhụnanya na ọbụbụenyi na-esi n'etiti obi gị pụta? Ma ọ bụ ikekwe ị nwere ike igosi m ihe, dị ka foto, ụda, akụkọ.

Ọ bụrụ na ọ dị gị otú ahụ, eguzogidela ma gaa n'ihu ma hụ ya dị ka a ga-asị na ị chọrọ ịhụkwu.

Mmetụta a bụ ihe akaebe na ịdị adị nke zoro ezo n'ime gị na-amalite ịkwaga.

mgbe ntụgharị uche
Detuo ihe na-eme mgbe i jiri ume nke ịhụnanya na ọbụbụenyi tupu ị chefuo ya.
Emere akwụkwọ m site na ndetu a.

HAUSA (HAOUSSA)

WARKAR DA WANDA KE KUNNA THYMUS

Sanya babban yatsan hannun hagu a saman kashin wuyanka na hagu. Sanya yatsan hannun hagu na hannun hagu sama da kashin wuyanka na dama.

Sanya babban yatsan hannun dama akan yatsan hannun hagu na hannun hagu. Sanya yatsan hannun dama na hannun dama akan babban yatsan na hannun hagu.

Ka yi tunanin akwai thymus a can.

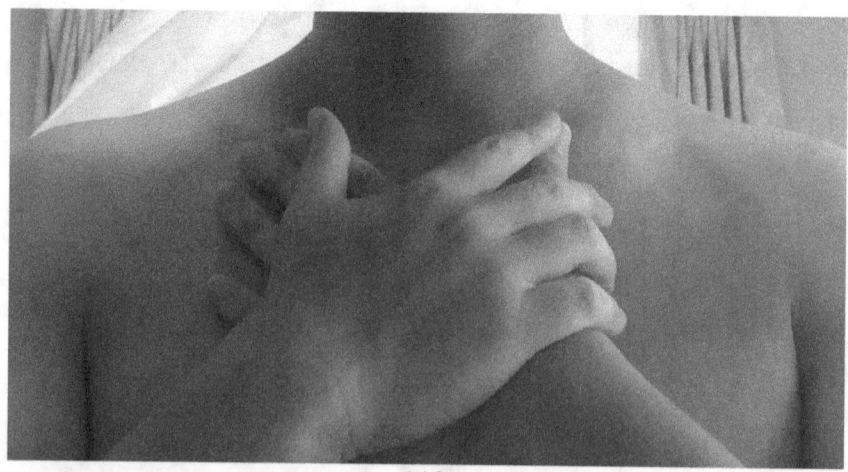

Ka mai da hankali kan numfashinka kuma ka ba da ƙauna da abota ga thymus yayin da kake fitar da numfashi.

Ina ba ku soyayya da abota.
ina son ku
kai ma abokina ne

Kada ka fadi shi da babbar murya, ka fada da muryar zuciyarka. Maimaita wannan tare da kowane numfashi. Maimaita har sai kun ji daɗi. Idan kana da lokaci, bari mu yi bimbini yanzu.

Shin kowannenku zai iya jin kuzarin soyayya da abota da ke fitowa daga tsakiyar zuciyar ku? Ko wataƙila za ku iya nuna mini wani abu, kamar hoto, sauti, labari.

Idan kuna jin haka, kada ku ja da baya ku ci gaba da dandana shi kamar kuna son ƙarin gani. Wannan jin alama ce ta cewa ɓoyayyun wanzuwar cikin ku ya fara motsawa.

bayan zuzzurfan tunani

Ka rubuta abin da ya faru kafin ka manta da shi.

An yi littafina daga wannan memo.

119

YORUBA (YOROUBA)

BII O ṢE LE ṢE IGBEGA IMUṢIṢẸ TI THYMUS

Gbe atampako ọwọ osi rẹ si oke egungun kola osi rẹ. Gbe ika itọka ti ọwọ osi rẹ si oke egungun kola ọtun rẹ.

Gbe atampako ọwọ ọtún rẹ si ika itọka ti ọwọ osi rẹ. Gbe ika itọka ti ọwọ ọtun rẹ si atanpako ọwọ osi rẹ.

Kii ṣe deede, ṣugbọn fojuinu pe thymus wa nibẹ.

Ṣe idojukọ lori ẹmi rẹ ki o funni ni ifẹ ati ọrẹ si thymus rẹ bi o ṣe n jade.

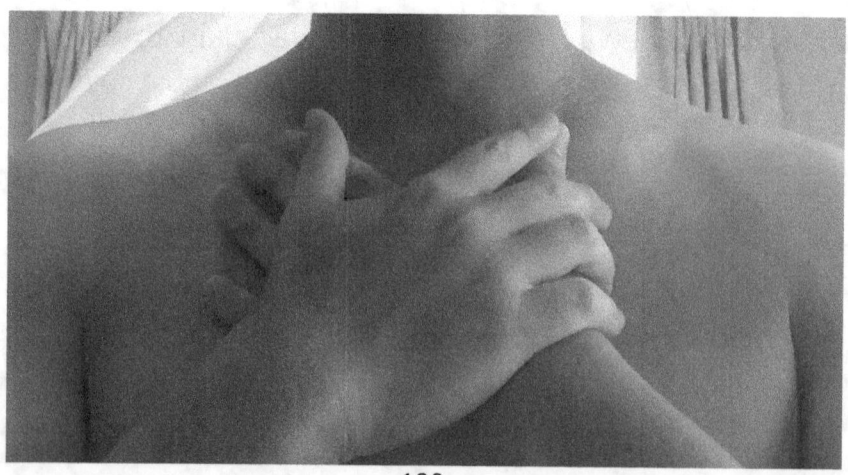

Mo fun o ni ife ati ore.
mo nifẹ rẹ
Ore mi ni iwo naa

Jọwọ maṣe sọ ọ ni ariwo, ṣugbọn sọ kẹlẹkẹlẹ ninu
ọkan rẹ. Tun eyi ṣe pẹlu ẹmi kọọkan. Tun titi ti o ba ni
itunu. Ti o ba ni akoko ni bayi, jẹ ki a ṣe àṣàrò bi o ti jẹ.

Njẹ eyikeyi ninu yin le ni imọlara agbara ti ife ati ọrẹ ti
njade lati aarin ọkan rẹ? Tabi boya o le fi nkan han mi
bi aworan, ohun, itan kan.

Ti o ba ni imọlara bẹ, ma ṣe duro sẹhin ki o lọ siwaju ki
o ni iriri rẹ bi ẹnipe o fẹ lati rii diẹ sii ti rẹ. Imọlara yii jẹ
ẹri pe kookan inu rẹ bẹrẹ lati gbe.

Ṣe akọsilẹ ohun ti o ṣẹlẹ nigbati o ba lo agbara ti ifẹ ati
ore ṣaaju ki o to gbagbe rẹ.

Iwe mi ti ṣe lati akọsilẹ yii.

EƲEGBE (EWE)

DƆYƆYƆ BE WÒANA THYMUS NAWƆ DƆ

Da wò miasi ƒe "thumb" ɖe miame "clavicle" tame. Ðo miasi ƒe asibidɛ si wotsɔ fiaa nu ɖe ɖusime "clavicle" tame.

Da wò ɖusibɔ ƒe "thumb" ɖe wò miasi ƒe asibidɛ si wotsɔ fiaa nu dzi. Da wò ɖusibɔ ƒe asibidɛ si wotsɔ fiaa nu ɖe wò miasi ƒe asibidɛ gã la dzi.

Menye tututue wòle o, gake tsɔe be thymus la le afima teti.

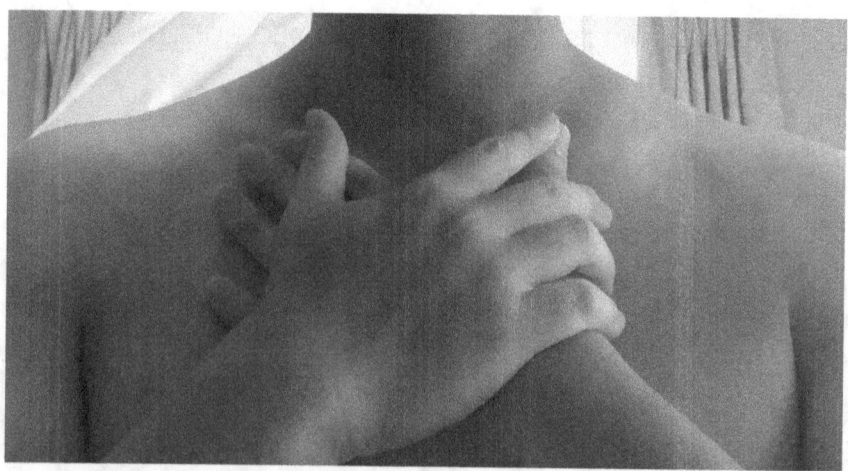

122

Lé fo ɖe wò gbɔgbɔ ŋu. Ne èle gbɔgbɔm la, tsɔ lɔlɔ̃ kple xɔlɔ̃wɔwɔ na thymus la.

Menaa lɔlɔ̃ kple xɔlɔ̃wɔwɔ wò.
Melɔ̃ wò
wò hã xɔ̃nyee nènye

Taflatse mègagblɔe sesĩe o, ke boŋ *fo* nu le wò dzi me. Gbugbɔ wɔ esia le gbɔgbɔ ɖesiaɖe me. Gbugbɔ wɔe vaseɖe esime wòaɖe dzi ɖi. Ne ɣeyiɣi le asiwò fifia la, ke de ŋugble.

Ðe mia dometɔ aɖe ate ŋu ase lɔlɔ̃ kple xɔlɔ̃wɔwɔ *fe* ŋusẽ si le dodom tso miafe dzi titinaa? Alo ɖewohĩ àte ŋu afia nanem, abe nɔnɔmetata, gbeɖiɖi, ŋutinya ene.

Ne èse le ɖokuiwò me nenema la, mègahe ɖe megbe eye nàyi ŋgɔ akpɔe abe ɖe nèdi be yeakpɔ nu geɖe wu ene o. Esia nye kpeɖodzi be anyinɔnɔ ɣaɣla si le mewò la le ʋuʋum.

Nlɔ nusi dzɔna ne èzã lɔlɔ̃ kple xɔlɔ̃wɔwɔ *fe* ŋusẽ hafi nèŋlɔe be la ɖi.

Wotsɔ nuŋlɔɖigbalẽ sia wɔ nye agbalẽa.

TWI (TWI)

AKWAN A WƆFA SO YƐ A ƐMA THYMUS NO YƐ ADWUMA

Fa wo nsa benkum nsateaa kɛse no to wo benkum kɔn dompe no atifi. Fa wo nsa benkum nsateaa a wode kyerɛ ade no to wo nifa kɔn dompe no atifi.

Fa wo nsa nifa nsateaa kɛse no to wo nsa benkum nsateaa a wode kyerɛ ade no so. Fa wo nsa nifa nsateaa a wode kyerɛ ade no to wo nsa benkum nsateaa kɛse so.

Ɛnyɛ pɛpɛɛpɛ, nanso fa no sɛ thymus no wɔ hɔ bɛyɛ sɛ.

Fa w'adwene si wo home so.

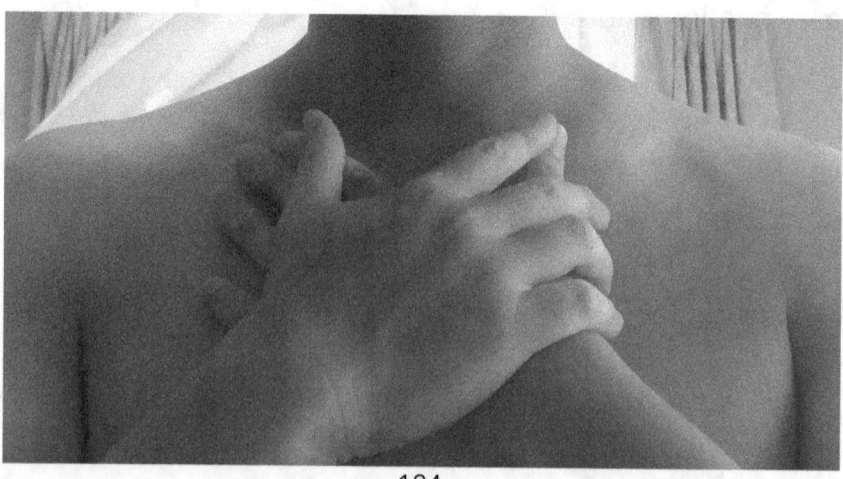

Bere a worehome no, fa ɔdɔ ne adamfofa ma thymus
no.

Mema wo ɔdɔ ne adamfofa.
medɔ wo
wo nso woyɛ m'adamfo

Mesrɛ wo, monnka no den, na mmom monka no
aseresɛm wɔ mo komam. Tia eyi mu wɔ ahome biara
mu. Tia mu kosi sɛ wo ho bɛtɔ wo. Sɛ wowɔ bere
mprempren a, yɛ adwennwen.

So mo mu biara betumi ate ɔdɔ ne adamfofa ahoɔden
a efi mo koma mfinimfini no nka? Anaasɛ ebia
wɔbɛkyerɛ wo biribi, te sɛ mfonini, nnyigyei, asɛm bi.

Sɛ wote nka saa a, nsiw wo ho na kɔ w'anim na nya
mu osuahu te sɛ nea wopɛ sɛ wuhu pii. Eyi ne adanse
a ɛkyerɛ sɛ emu abɔde a ɛwɔ wo mu no retu kwan.

bere a wɔadwennwen nneɛma ho akyi

Ansa na wo werɛ befi no, fa ɔdɔ ne adamfofa
ahoɔden di dwuma na kyerɛw nea esii.

Wɔde saa memo yi na ɛyɛɛ me nhoma no.

BAMANANKAN (BAMBARA)

TAABOLO MINNU BƐ TIMISI BAARA SABATI

Aw bɛ numanbolo bolo "bolokɔni kunba" bila numanbolo clavicle sanfɛ. Aw bɛ numanbolo bolo "bolokɔni index" bila nimanbolo clavicle sanfɛ.

Aw bɛ aw kininbolo "bolokɔni kunba" bila aw numanbolo bolokɔni index kan. Aw bɛ aw kininbolo "bolokɔni index" bila numanbolo bolo "bolokɔni kunba" kan.

Miiri k'a filɛ i ka timisi bɛ yen.

Aw bɛ aw hakili to aw ninakili la ani ka kanuya ni teriya di aw ka timi ma ni aw bɛ ninakili bɔ.

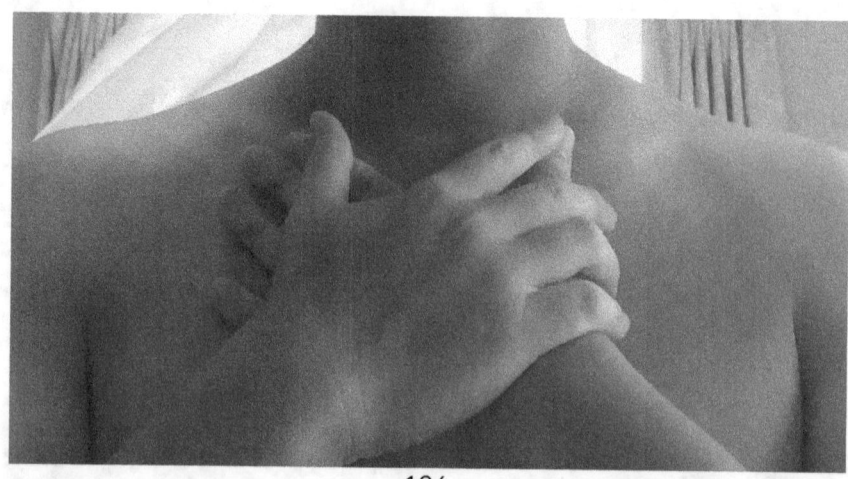

Ne bε kanuya ni teriya di aw ma.
n b'i fε
e fana ye ne teri ye

Aw kana a fɔ ni kanba ye, nka aw ka kumakan dɔ fɔ
aw dusukun na. Aw bε segin o kan ni ninakili kelen-
kelen bεε ye. Aw bε segin o kan fo ka a lafiya. Ni waati
b'i bolo sisan, i ka hakilijakabɔ kε.

Yala aw dɔ bε se k'a ye ko kanuya ni teriya fanga bε
bɔ aw dusukun cεmancε la wa? Walima n'a sɔrɔ i bε
se ka fεn dɔ jira n na, i n'a fɔ ja, mankan, maana.

Ni aw bε se ka o dusukunnata sugu sɔrɔ, aw kana aw
yεrε kεlε ani ka taa ɲε ka a sɔrɔ i n'a fɔ aw b'a fε ka
fεn caman ye cogo min na. O ye dalilu ye min b'a jira
ko kɔnɔnafεn min bε i kɔnɔ, o bε ka lamaga daminε.

hakilijakabɔ kɔfε

Fεn min kεra, i k'o sεbεn sanni i ka ɲinε o kɔ.

Ne ka gafe dilannen don ni nin sεbεn in ye.

KRIO (KRIO)

HILIN FƆ MEK DI TAYMUS WOK

Put di big an pan yu lɛft an pan tap yu lɛft kɔlabon.
Put di indeks finga na yu lɛft an ɔp yu rayt kɔlabon.
Put di big an pan yu raytan pan di indeks finga na yu
lɛft an. Put di indeks finga na yu raytan pan di big an
pan yu lɛft an.

I nɔ rili kɔrɛkt, bɔt imajin se di taymus de roughly de.

Kɔnsɛntret pan di we aw yu de blo.
As yu de blo, gi lɔv ɛn padi to di taymus.

A de gi yu lɔv ɛn padi biznɛs.
A lɛk yu
yu na mi padi tu

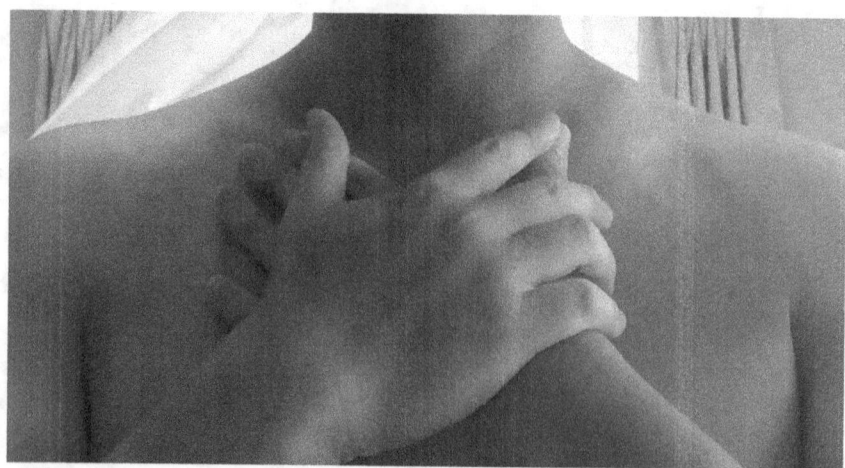

Duya nɔ tɔk am lawd wan, bɔt una wispa na una at. Ripit dis wit ɛni briz. Ripit am te i kɔmfyut. If yu gɛt tɛm naw, lɛ wi tink gud wan lɛk aw i de.

Yu tink se ɛni wan pan una go fil di pawa we lɔv ɛn padi biznɛs de gi we de kɔmɔt na una at? Ɔ dɛn kin sho yu sɔntin, lɛk pikchɔ, sawnd, stori.

If yu fil da we de, nɔ shem ɛn lɛ wi go bifo ɛn ɛkspiriɛns am we wi nɔ de agens. Dis na di pruf fɔ se di ɛgzistens we de insay yu sɛf de muv.

Mek wan not fɔ wetin apin bifo yu fɔgɛt am.

Mi buk na dis memo mek am.

SOOMAALI (SOMALI)

BOGSIINTA SI KOR LOOGU QAADO FIRFIRCOONIDA THYMUS

Dhig suulka gacantaada bidix ee sare ee "clavicle" bidix. Dhig farta mudiska ah ee gacantaada bidix xagga sare ee "clavicle" midig.

Dhig suulka gacantaada midig farta murdisa ee gacantaada bidix. Dhig farta murdisa ee gacantaada midig suulka gacantaada bidix.

Ma aha meesha saxda ah, laakiin qiyaas thymus halkaas.

Xooga saar neeftaada oo sii jacaylka iyo saaxiibtinimada thymus markaad neefta sii deynayso.

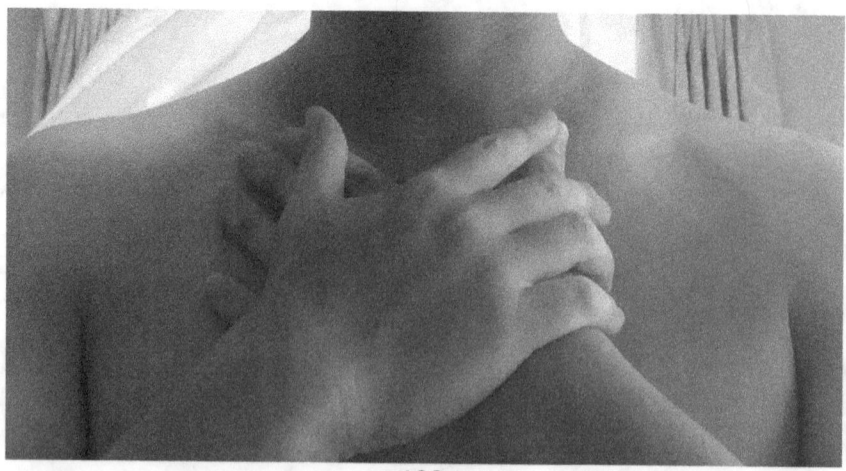

Waxaan ku siinayaa jacayl iyo saaxiibtinimo.
waan ku jeclahay
Adiguna waxaad tahay saaxiibkay

Fadlan kor ha u odhan, laakiin qalbigaaga si hoose
uga dhaadhac. Ku celi tan neef kasta. Ku celi ilaa inta
aad raaxaysato. Haddii aad hadda waqti haysato,
samee meditation.

Midkiin ma dareemi karaa tamarta jacaylka iyo
saaxiibtinimada ee ka soo baxaysa bartamaha
qalbigaaga? Ama waxaa laga yaabaa inaad i tusi karto
wax, sida sawir, cod, sheeko.

Haddii aad sidaas dareento, ha is celin oo horay u
soco oo khibrad u yeelo sidii adigoo doonaya inaad
wax badan ka aragto. Tani waxay caddayn u tahay in
jiritaanka qarsoon ee gudahaaga uu bilaabay inuu
dhaqaaqo.

Qor waxa dhacaya marka aad isticmaasho tamarta
jacaylka iyo saaxiibtinimada ka hor intaadan iloobin.

Buugayga waxa laga sameeyay qoraalkan.

አማርኛ (AMHARIQUE)

ቲማስን ለማንቋት ፈሙስ

የግራ እጅዋን አውራ ጣት በግራ አንገት አጥንትዋ ላይ ያድርጋት፡፡ የግራ እጅዋን አመልካች ጣት ከቀኝ አንገት አጥንት በላይ ያድርጋት፡፡

የቀኝ እጅዋን አውራ ጣት በግራ እጅዋ አመልካች ጣት ላይ ያድርጋት፡፡ የቀኝ እጃችሁን አመልካች ጣት በግራ እጃችሁ አውራ ጣት ላይ አድርጉ፡፡

ትክክል አይደለም፣ ነገር ግን ቲማሡ በግምት እዚያ እንዳለ አስብ፡፡

በአተነፋፈስዋ ላይ ያተኩሩ እና በሚተነፍሱበት ጊዜ ፍቅርዋን እና ርህራሄዋን ለቲሞስዋ ያቅርቡ፡፡

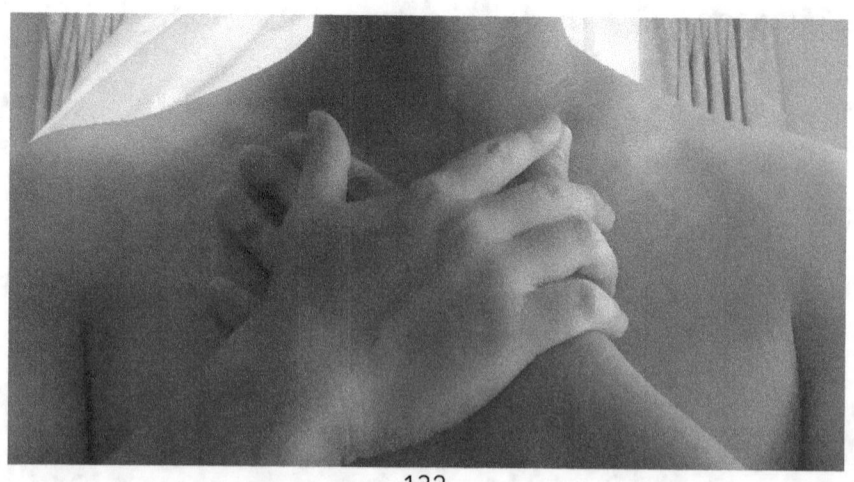

132

ፍቅር እና ጓደኝነት አሰጣችኋለሁ.
እወድሃለሁ
አንተም የኔ ምርጥ ጓደኛ ነህ።

አባካችሁ ጮክ ብለህ አትናገር፤ ነገር ግን ከልብህ በሹክሹክታ።
ይህንን በእያንዳንዱ ትንፋሽ ይድገሙት. ምቹ አስኪሆን ድረስ
ይድገሙት. አሁን ጊዜ ካሎት, ማሰላሰል ያድርጉ.

አንዳችሁ ከልባችሁ መሃል የሚፈልቅ የፍቅር እና የጓደኝነት
ፖልበት ሊሰማዋት ይችላል? ወይም የሆነ ነገር ማየት ወይም
ሊሰማዋት ይችላል፤ ለምሳሌ ምስል፤ ድምጽ ወይም ታሪክ።

እንደዚህ አይነት ስሜት ከተሰማዋት፤ የበለጠ ለማየት ፍላጎት
ከመፍጠር ወደኋላ አይበሉ፤ እና ወደፊት ለመሄድ እና ያለምንም
ተቃውሞ እንደሚለማመዱት ተስፋ ያድርጉ። ይህ የውስጣችሁ
መንቀሳቀስ መጀመሩን የሚያሳይ ነው።

ከመርሳትም በፊት የሆነውን ነገር ማስታወሻ ይያዙ.

መጽሐፉ የተሰራው ከዚህ ማስታወሻ ነው።

AFAAN OROMOO (OROMO)

FAYYISUUN THYMUS ACTIVATE GOCHUUF

Qubni harka bitaa keetii "clavicle" bitaa kee gubbaa kaa'i. Quba agarsiisaa harka bitaa keetii "clavicle" mirgaa kee gubbaa kaa'i.

Quba guddaa harka mirgaa quba agarsiisaa harka bitaa keetii irra kaa'i. Quba agarsiisaa harka mirgaa kee quba guddaa harka bitaa kee irra kaa'i.

Mee achitti 'thymus' akka jiru yaadi.

Hafuura baafachuu kee irratti xiyyeeffadhu. Yeroo hafuura baafattu, jaalalaa fi michummaa taayimusiif dhiheessi.

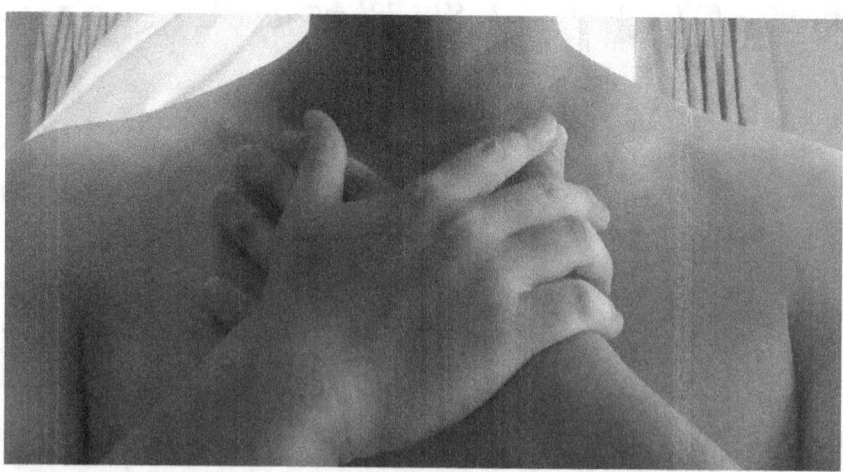

Jaalalaa fi hiriyummaa koo siif nan kenna.
sin jaalladha
atillee hiriyyaa kooti

Maaloo sagalee ol kaaftee hin dubbatin, garaa kee
keessatti hasaayaa malee. Hafuura baafachuu
hundumaatti kana irra deebi'i. Hanga mijataa ta'utti
irra deebi'i. Amma yeroo yoo qabaatte, xiinxala godhi.

Humna jaalalaa fi michummaa garaa keessan keessaa
ba'u isin keessaa namni tokko illee isinitti dhaga'amuu
danda'aa? Yookiin, wanta akka fakkii, sagalee ykn
seenaa arguu ykn sitti dhaga'amuu danda'a.

Yoo akkas sitti dhaga'ame, of duuba hin deebi'in,
fuulduratti deemtee osoo hin mormiin mudadhu, akka
waan kana caalaa arguu barbaaddutti. Kunis
jiraachuun ofii keessatti uumamaan jiru socho'uu akka
jalqabe ragaadha.

Waan ta'e osoo hin dagatin dura galmeessi.

Kitaabni koo yaadannoo kana irraa hojjetame.

ትግርኛ (TIGRIGNA)

ታይመስ ንምንቅስቓስ ዝግበር ፈውሲ

ኣጻብዕቲ ኢድ ጸጋማይ ኢድካ ኣብ ልዕሊ ጸጋማይ "ክላቪክል"ካ ኣቐምጦ:: ኣመልካቲት ኣጻብዕቲ ጸጋማይ ኢድካ ኣብ ልዕሊ የማናይ "ክላቪክል" ኣቐምጣ::

ኣጻብዕቲ ኢድ የማነይቲ ኢድካ ኣብ ኣመልካቲት ኣጻብዕቲ ጸጋማይ ኢድካ ኣቐምጦ:: ኣመልካቲት ኣጻብዕቲ የማነይቲ ኢድካ ኣብ ኣጻብዕቲ ኢድካ ጸጋማይ ኢድካ ኣቐምጦ::

ልክዕ ኣይኮነን ግን እቲ ታይመስ ብግምት ኣብሉ ከምዘሎ እሞ ሕሰብ::

ኣብ ትንፋስካ ኣተኩር እሞ ትንፋስካ ከተውጽእ ከለኻ ንታይመስካ ፍቕርን ዕርክነትን ኣቐርብ::

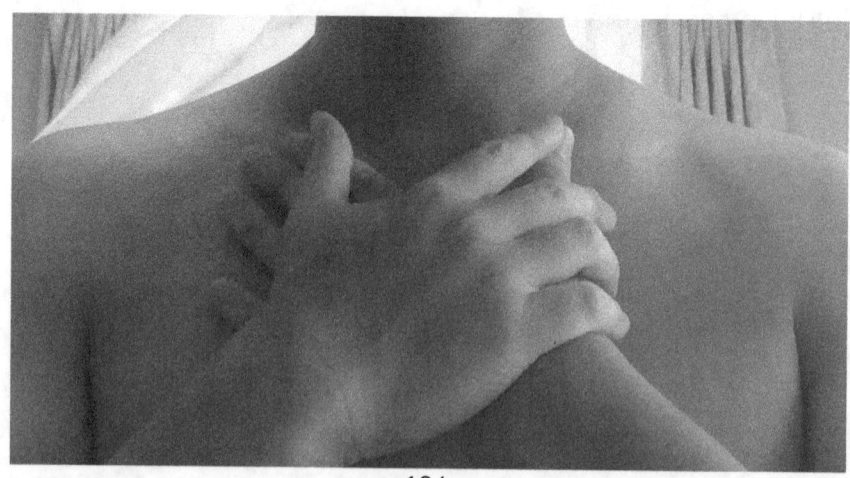

136

ፍቅርን ዕርክነትን እህበካ አለኹ።
የፍቅረኪ እየ
ንስኻ እውን ዓርከይ ኢኻ።

በጀኻ ዓው ኢልካ አይትዛረቦ እምበር ካብ ልብኻ ሕሹኽ በል።
ነዚ አብ ነፍሲ ወከፍ ትንፋስ ደጋግሞ። ምቹእ ከሳብ ዝኸውን
ደጋግሞዋ። ሕጂ ግዜ እንተሃልዩካ አስተንትኖ ግበር።

ዝኹነ ካባኻትኩም ካብ ማእከል ልብኹም ዝፍልፍል ጸዓት
ፍቅርን ዕርክነትን ከስምዖ ይኽእል ድዩ? ወይ ድማ ከም ስእሊ።
ድምጺ ወይ ዛንታ ዝአመሰለ ነገር ከስምዓካ ይኽእል ይኸውን።

ከምኡ እንተተሰሚዑካ ንድሕሪት አይትሓዝ ንቅድሚት ምኻድ
ተወሳኺ ክትሪኦ ከም እትደሊ ጌርካ ተመከሮ። እቲ አብ ውሽጥኻ
ተፈጢሩ ዘሎ ውሽጣዊ ፍጡር ምንቅስቓስ ከም ዝጀመረ እዚ
መርትዖ እዩ።

ድሕሪ አስተንትኖ

እንታይ ከም ዘጋጠመ አብ ደፍተርካ ጽሓፍ።

መጽሓፊይ ካብዚ ኖትፓድ ዝተሰርሓት እያ።

(ARABE) عربي

شفاء لتنشيط الغدة الصعترية

ضع إبهام يدك اليسرى أعلى عظمة الترقوة اليسرى

ضع إصبع السبابة بيدك اليسرى فوق الترقوة اليمنى

ضع إبهام يدك اليمنى على السبابة بيدك اليسرى

ضع سبابة يدك اليمنى على إبهام يدك اليسرى

إنه ليس دقيقًا ، لكن تخيل أن الغدة الصعترية موجودة تقريبًا

ركز على تنفسك. أثناء الزفير ، قدم الحب والصداقة للغدة الصعترية

أعطيك الحب والصداقة

انا احبك

انت صديقي ايضا

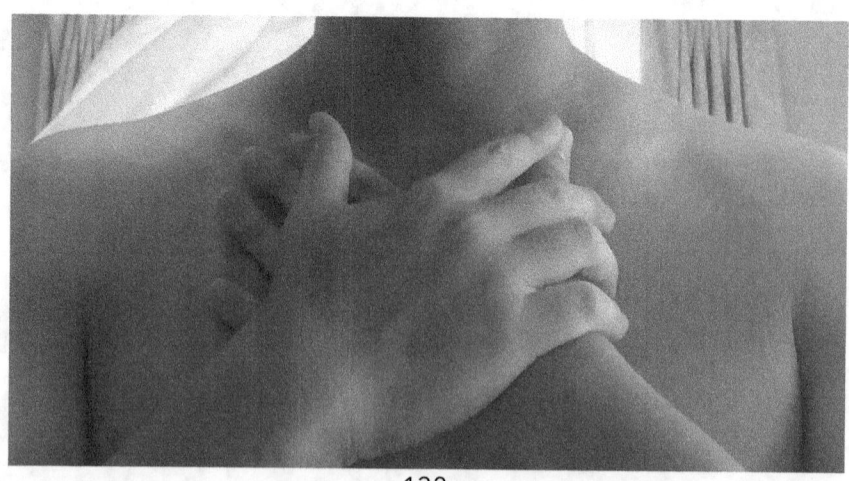

يرجى الهمس في قلبك دون أن تقول ذلك بصوت عالٍ

كرر هذا مع كل نفس

كرر هذا حتى تشعر بتحسن

إذا كان لديك وقت الآن ، فلنتأمل كما هو

هل يمكن لأي منكم أن يشعر بطاقة الحب والصداقة التي تنبع من قلبك؟ أو قد يعرضون لك شيئًا ، مثل صورة ، أو صوت ، أو قصة

إذا شعرت بمثل هذا الإحساس ، دعنا نمضي قدمًا ونختبره دون مقاومة هذا الشعور هو دليل على أن كيانك الداخلي بدأ في التحرك

قم أيضًا بتدوين ما حدث قبل أن تنساه

كتابي مصنوع من هذه المذكرات

עִבְרִית (HÉBREU)

ריפוי להפעלת התימוס

הנח את האגודל של יד שמאל על גבי עצם הבריח
השמאלית. הנח את האצבע המורה של יד שמאל מעל עצם
הבריח הימנית

הנח את האגודל של יד ימין על האצבע המורה של יד
שמאל. הניחו את האצבע המורה של יד ימין על האגודל של יד
שמאל

לא בדיוק, אבל תארו לעצמכם שיש שם תימוס

התרכז בנשימה שלך והציע אהבה וידידות לתימוס שלך
בזמן שאתה נושף

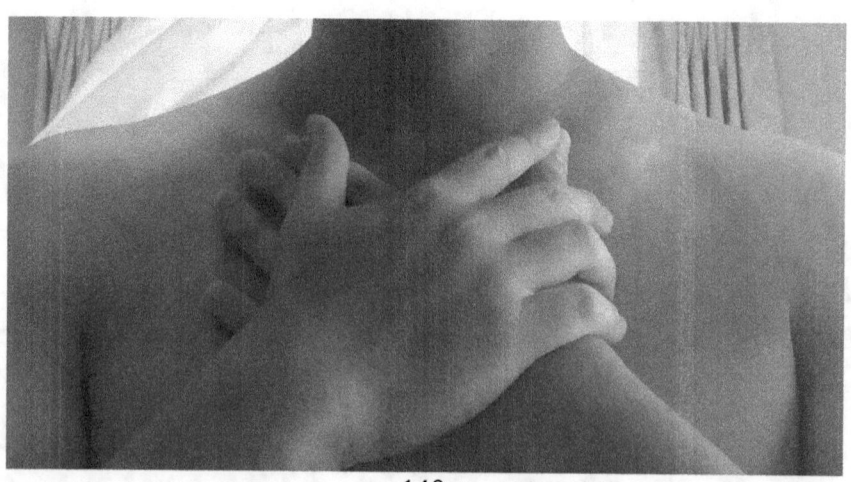

אני נותן לך אהבה וידידות

אני אוהב אותך

גם אתה חבר שלי

נא ללחוש בלבך מבלי לומר זאת בקול רם

חזור על זה בכל נשימה

חזור על זה עד שתרגיש טוב יותר

אם יש לך זמן עכשיו, בואו נעשה מדיטציה כפי שהוא

האם מישהו מכם יכול להרגיש את האנרגיה של אהבה

וידידות הנובעת מהלב? או אולי אתה יכול להראות לי משהו

כמו תמונה, צליל, סיפור

אם אתם מרגישים תחושה כזו, אל תתאפקו והמשיכו

והתנסו בכך כאילו אתם רוצים לראות עוד. זו ההוכחה לכך

שהישות הפנימית שלך מתחילה לזוז

מומלץ לרשום מה קרה לפני שתשכח את זה

הספר שלי נוצר מהמזכר הזה

יידיש (YIDDISH)

היילונג צו אַקטאַווייט די טימוס

שטעלן די גראָבער פינגער פון דיין לינקס האַנט אויף שפיץ
פון דיין לינקס קאָללאַרבאָנע. שטעלן די אינדעקס פינגער פון
דיין לינקס האַנט אויבן דיין רעכט קאָללאַרבאָנע

שטעלן די גראָבער פינגער פון דיין רעכט האַנט אויף די
אינדעקס פינגער פון דיין לינקס האַנט. שטעלן די אינדעקס
פינגער פון דיין רעכט האַנט אויף די גראָבער פינגער פון דיין
לינקס האַנט

עס איז נישט פינטלעך, אָבער ימאַדזשאַן אַז די טהימוס איז
בעערעך דאָרט

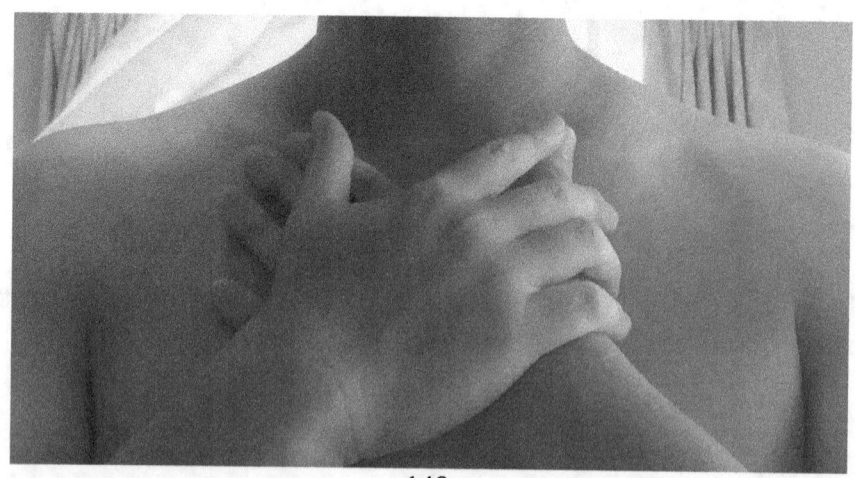

קאָנסאַנטרייט אויף דיין אָטעם און פֿאַרשלאָגן ליבע און
פֿרענדשיפ צו דיין טהימוס ווען איר וויסאָטעמען

איך געבן איר ליבע און פֿריינדשאַפֿט
איך האָב דיר ליב
דו ביסט אויך מיין פֿריינד

ביטע שושקען אין דיין האַרץ אן צו זאָגן הויך
איבערחזרן דעם מיט יעדער אָטעם
איבערחזרן דעם ביז איר פֿילן בעסער
איצט אויב איר האָט צייַט, קלערן

קען איינער פֿון איר פֿילן די ענערגיע פֿון ליבע און פֿרענדשיפ
אַרויס פֿון די צענטער פֿון דיין האַרץ? אָדער אפֿשר איר קענען
ווייַזן מיר עפּעס, ווי אַ בילד, אַ געזונט, אַ געשיכטע

אויב איר פֿילן אַז וועג, טאָן ניט האַלטן צוריק און גיין פֿאָרויס
און דערפֿאַרונג עס ווי אויב איר ווילן צו זען מער פֿון עס
דאָס איז דער דערווייַז אַז די עקזיסטענץ טאָכיק אין די זיך
איז סטאַרטינג צו רירן

נאָך קלערן
מאַכן אַ טאָן פֿון וואָס געטראָפֿן איידער איר פֿאַרגעסן עס
מייַן בוך איז געמאכט פֿון דעם מעמאָ

TÜRK (TURC)

TIMUSU AKTIVE ETMEK IÇIN ŞIFA

Sol elinizin başparmağını sol köprücük kemiğinizin üstüne yerleştirin. Sol elinizin işaret parmağını sağ köprücük kemiğinizin üzerine yerleştirin.

Sağ elinizin başparmağını sol elinizin işaret parmağına yerleştirin. Sağ elinizin işaret parmağını sol elinizin başparmağına yerleştirin.

Tam olarak doğru değil, ama orada bir timus olduğunu hayal edin.

Nefesinize konsantre olun.
Nefes verirken timusa sevgi ve dostluk sunun.

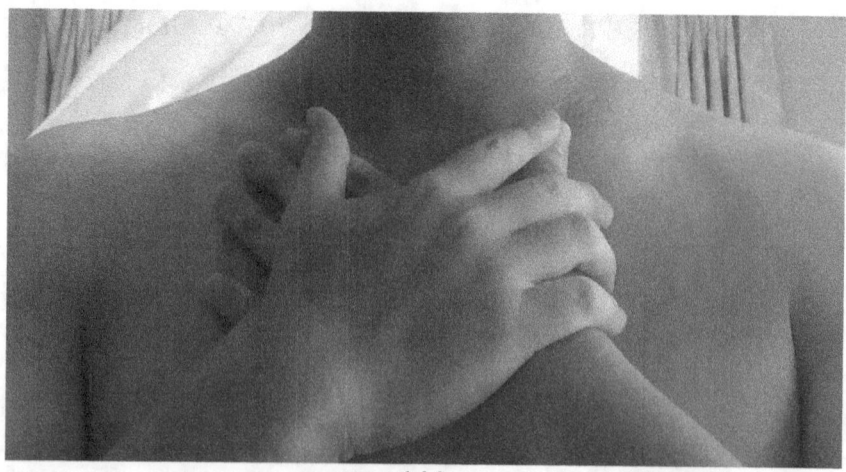

Sana sevgi ve dostluk veriyorum.
Seni seviyorum.
sen de benim arkadaşımsın.

Lütfen yüksek sesle söyleme, ama kalbine fısılda.
Bunu her nefeste tekrarlayın. Kendinizi daha iyi
hissedene kadar bunu tekrarlayın. Şimdi vaktin varsa,
olduğu gibi meditasyon yapalım.

Herhangi biriniz kalbinizin merkezinden yayılan sevgi
ve dostluk enerjisini hissedebiliyor mu? Ya da belki
bana resim, ses, hikaye gibi bir şey gösterebilirsin.

Eğer böyle hissediyorsanız, geri durmayın ve devam
edin ve daha fazlasını görmek istiyormuş gibi
deneyimleyin. Bu, benliğin doğasında var olan varlığın
hareket etmeye başladığının kanıtıdır.

Unutmadan önce olanları not et.

Kitabım bu nottan yapılmıştır.

KURDÎ (KUMANJI) (KURDE (KURMANDJI))

MERIV ÇAWA ÇALAKKIRINA TÎMUSÊ PÊŞVE DIKE

"Tumb" ya destê xwe yê çepê li ser "klavicle çepê" bixin. "Tiliya nîşanê" ya destê xwe yê çep deyne ser serê "klavikula rastê".

"Tumb" ya destê xwe yê rastê deyne ser "tiliya nîşan" ya destê xwe yê çepê. "Tiliya nîşan" ya destê xwe yê rastê deynin ser "Tumb" ya destê xwe yê çepê.

Bifikirin ku li wir tîmusek heye.

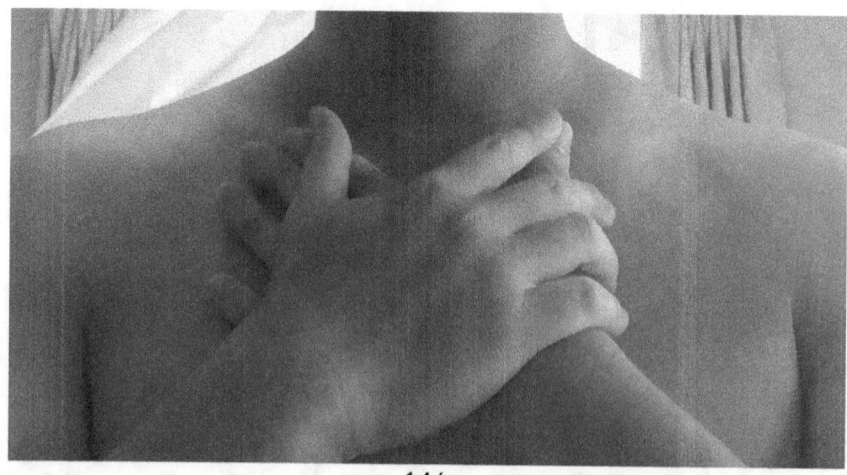

146

Li ser bêhna xwe hûr bibin.
Gava ku hûn derdixin, hezkirin û hevaltiyê bidin tîmusê.

Ez hezkirin û hevaltiyê didim we.
ez jite hezdikim
tu jî hevalê min î

Ji kerema xwe wê bi dengekî bilind nebêjin, lê di dilê xwe de pistep bikin. Vê yekê bi her hilmekê re dubare bikin. Vê yekê dubare bikin heya ku hûn çêtir hîs bikin. Heke niha wextê we heye, meditation bikin.

Ma yek ji we dikare enerjiya hezkirin û hevaltiya ku ji dilê we derdikeve hîs bike? An jî dibe ku hûn tiştek wekî wêne, deng, çîrokek nîşanî min bidin.

Ger hûn wisa hîs bikin, xwe negirin, tenê pêşde biçin û wê bibînin wekî ku hûn dixwazin bêtir bibînin. Ev hest delîl e ku hebûna weya hundurîn dest bi tevgerê dike.

Berî ku hûn wê ji bîr bikin, tiştê ku çêbûye têbînî bikin.

Pirtûka min ji vê bîranînê hatiye çêkirin.

(KURDE (سۆلانی) کوردیش
(SORANI))

رێکارەکان بۆ پێشخستنی چالاککردنی تایمۆس

پەنجەی گەورەی دەستی چەپت بخەرە سەر "کلاویکل"ی چەپت. پەنجەی
ئاماژەی دەستی چەپت لەسەرەوەی بەرامبەر (راست) "کلاویکل" دابنێ

پەنجەی گەورەی دەستی راستت لەسەر پەنجەی ئاماژەی دەستی چەپت
دابنێ. پەنجەی ئاماژەی دەستی راستت لەسەر پەنجەی گەورەی دەستی چەپت
دابنێ

بە تەواوی نا، بەڵام بیهێنە بەرچاوت کە تایموسێک لەوێ هەیە

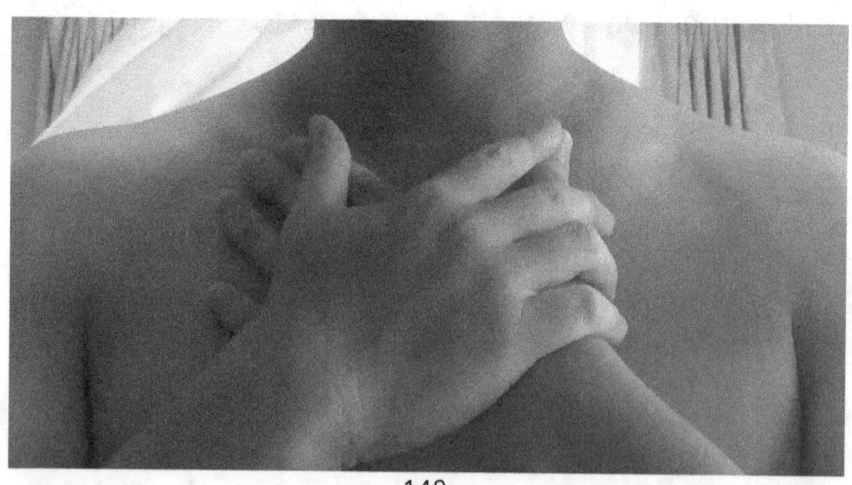

148

سەرنجت لەسەر هەناسەت بێت. لەگەڵ هەناسەداندا خۆشەویستی و
هاوڕێیەتی پێشکەش بە تایموس بکە

خۆشەویستی و هاوڕێیەتیتان پێ دەبەخشم
خۆشم دەوێیت
تۆش هاوڕێی منیت

تکایە بە دەنگی بەرز مەیڵێن، بەڵکو لە دڵەوە چرپە بکە. لەگەڵ هەر
هەناسەیەکدا ئەمە دووبارە بکەرەوە. دووبارەی بکەرەوە تا ئاسوودە دەبێت.
ئەگەر ئێستا کاتت هەیە، مێدیتەیشن بکە

ئایا هیچ کام لە ئێوە دەتوانێت هەست بەو وزەیی خۆشەویستی و
هاوڕێیەتی بکات کە لە ناوەندی دڵتانەوە سەرچاوە دەگرێت؟ یان ڕەنگە شتێک
پیشان بدەن، وەک وێنەیەک، دەنگێک، چیرۆکێک

ئەگەر هەستت بەو جۆرە هەستە کرد، خۆت مەگرە و بڕۆ پێشەوە و
ئەزموونی بکە وەک ئەوەی بتەوێت زیاتر ببینیت. ئەمە بەڵگەیە لەسەر ئەوەی کە
ئەو بوونە ناوەکییەی کە لە تۆدا سروشتییە، دەستی بە جووڵە کردووە

هەروەها با یاداشتەکە بنووسین بەبێ ئەوەی لەبیری بکەین ئەوەی ڕوویداوە
بە بەکارهێنانی وزەی خۆشەویستی و هاوڕێیەتی

کتێبەکەم لەم یاداشتە دروستکراوە

149

ქართული (GÉORGIEN)

როგორ შეუწყოს ხელი თიმუსის გააქტიურებას

მარცხენა ხელის ცერი მოათავსეთ „მარცხენა კლავიკულის" თავზე. მარცხენა ხელის საჩვენებელი თითი „მარჯვენა კლავიკულის" თავზე მოათავსეთ.

მოათავსეთ მარჯვენა ხელის ცერა თითი მარცხენა ხელის საჩვენებელ თითზე. დაადეთ მარჯვენა ხელის საჩვენებელი თითი მარცხენა ხელის ცერზე.

ეს არ არის ზუსტი, მაგრამ წარმოიდგინეთ, რომ თიმუსი დაახლოებით იქ არის.

კონცენტრირება მოახდინეთ თქვენს სუნთქვაზე.

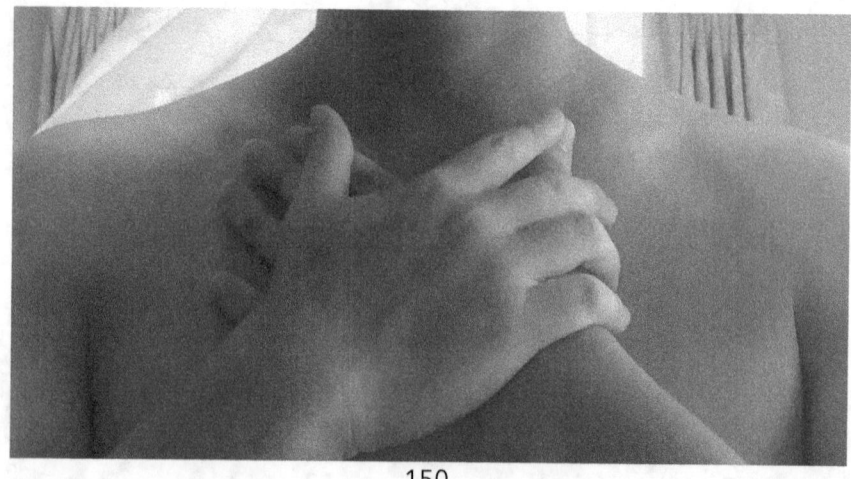

ამოსუნთქვისას შესთავაზეთ სიყვარული და
მეგობრობა თიმუსს.

მე გაძლევ სიყვარულს და მეგობრობას.
მიყვარხარ
შენც ჩემი მეგობარი ხარ

გითხოვ, ხმამაღლა არ თქვა, არამედ ჩასჩურჩულე
გულში. გაიმეორეთ ეს ყოველი ამოსუნთქვით.
გაიმეორეთ კომფორტამდე. თუ ახლა გაქვთ დრო,
გააკეთე მედიტაცია.

შეუძლია ნებისმიერ თქვენგანს გრძნობდეს
სიყვარულისა და მეგობრობის ენერგიას, რომელიც
თქვენი გულიდან მოდის? ან შეიძლება გაჩვენონ
რადაც, მაგალითად, სურათი, ხმა, ამბავი.

თუ თქვენ გრძნობთ ასეთ გრძნობას, არ შეიკავოთ
თავი და განაგრძეთ და განიცადეთ ეს ისე, თითქოს
მეტის ნახვა გსურთ. ეს იმის დასტურია, რომ თქვენი
შინაგანი არსება იწყებს მოქრაობას.

მედიტაციის შემდეგ
ჩაწერეთ რა მოხდა, სანამ დაივიწყებთ.
ჩემი წიგნი ამ მემორანდუმის საფუძველზეა
შექმნილი.

AZƏRBAYCAN (AZÉRI)

TIMUSUN AKTIVLƏŞDIRILMƏSININ TƏŞVIQI ÜSULLARI

Sol əlinizin baş barmağını sol körpücük sümüyünün üstünə qoyun. Sol əlinizin şəhadət barmağını sağ körpücük sümüyünün üstünə qoyun.

Sağ əlinizin baş barmağını sol əlinizin şəhadət barmağına qoyun. Sağ əlinizin şəhadət barmağını sol əlinizin baş barmağına qoyun.

Dəqiq deyil, ancaq timusun təxminən orada olduğunu təsəvvür edin.

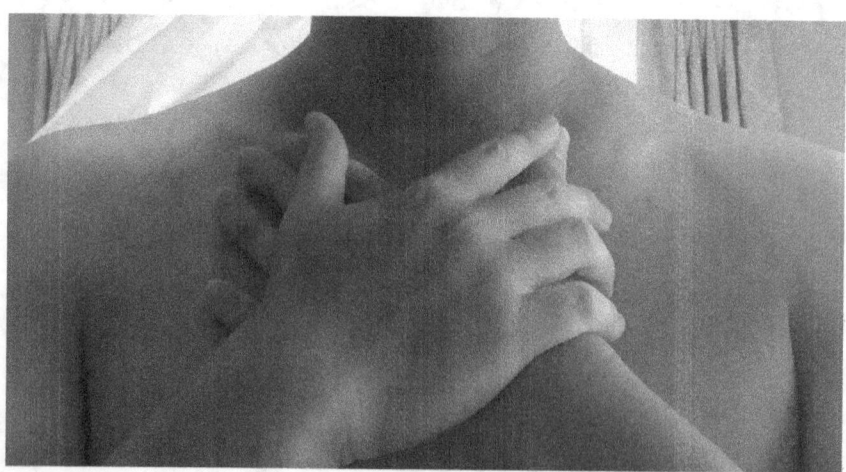

Nəfəsinizə konsentrə olun və nəfəs aldığınız zaman timusunuza sevgi və dostluq təklif edin.

Mən sizə sevgi və dostluq verirəm.
Mən səni sevirəm
sən də mənim dostumsan

Xahiş edirəm bunu ucadan deməyin, ürəyinizə pıçıldayın. Bunu hər nəfəslə təkrarlayın. Rahat olana qədər təkrarlayın. İndi vaxtınız varsa, gəlin olduğu kimi meditasiya edək.

Sizlərdən hər hansı biriniz ürəyinizin mərkəzindən çıxan sevgi və dostluq enerjisini hiss edə bilərmi? Və ya bəlkə mənə şəkil, səs, hekayə kimi bir şey göstərə bilərsiniz.

Əgər belə hiss edirsinizsə, geri çəkilməyin və davam edin və müqavimət göstərmədən bunu yaşayın, sanki daha çoxunu görmək istəyirsiniz. Bu hiss daxili varlığınızın hərəkətə başladığının sübutudur.

Unutmadan əvvəl baş verənləri qeyd edin.

Mənim kitabım bu xatirədən hazırlanmışdır.

ՀԱՅԵՐԵՆ (ARMÉNIEN)

ԳՈՐԾԸՆԹԱՑՆԵՐ, ՈՐՈՆՔ ՆՊԱՍՏՈՒՄ ԵՆ ՏԻՄՈՒՍԻ ԱԿՏԻՎԱՑՄԱՆԸ

Ձախ ձեռքի բութ մատը դրեք ձախ կլավիկուլի վերևում: Ձախ ձեռքի ցուցամատը դրեք «աջ կլավիկուլի» վերևում: Աջ ձեռքի բութ մատը դրեք ձախ ձեռքի ցուցամատի վրա: Աջ ձեռքի ցուցամատը դրեք ձախ ձեռքի բթամատին:

Դա ճշգրիտ չէ, բայց պատկերացրեք, որ թիմուսը մոտավորապես այնտեղ է:

Կենտրոնացեք ձեր շնչառության վրա: Երբ դուք արտաշնչում եք, առաջարկեք սեր և բարեկամություն թիմուսին:

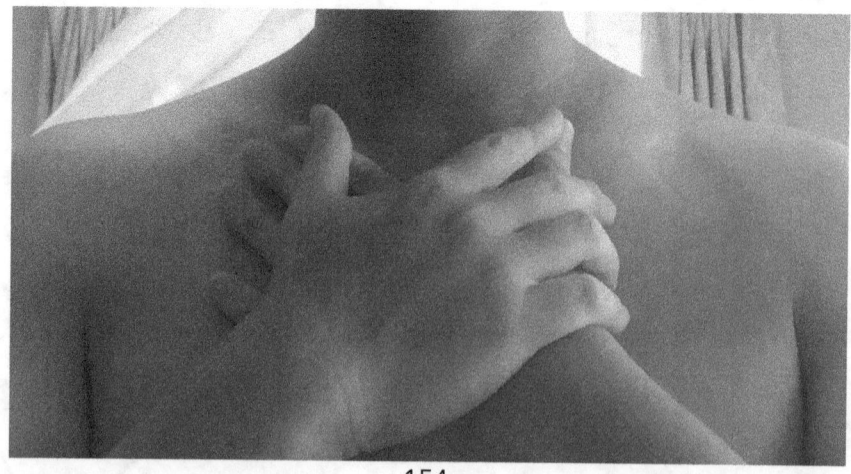

154

Ես ձեզ սեր և բարեկամություն եմ տալիս:

Ես քեզ սիրում եմ

Դու նույնպես իմ ընկերն ես

Մի ասա դա բարձրաձայն, շշնջացիր քո սրտում: Կրկնեք սա յուրաքանչյուր շնչով: Կրկնեք մինչև հարմարավետությունը: Եթե հիմա ժամանակ ունեք, մեդիտացիա արեք:

Ձեզանից որևէ մեկը կարո՞ղ է զգալ սիրո և ընկերության էներգիան, որը բխում է ձեր սրտից: Կամ գուցե դուք կարող եք ինչ ցույց տալ նկարի, ձայնի, պատմության նման մի բան:

Եթե այդպես եք զգում, մի դադրեք և առաջ գնացեք և զգացեք դա այնպես, կարծես ուզում եք ավելին տեսնել: Այս զգացողությունը ապացույց է, որ ձեր ներքին էությունը սկսում է շարժվել:

Նշեք, թե ինչ է տեղի ունեցել, նախքան այն մոռանալը:

Իմ գիրքը պատրաստված է այս հուշագրից:

155

فارسی (PERSAN)

شفا برای فعال کردن تیموس

شست دست چپ خود را بالای استخوان ترقوه چپ قرار دهید

انگشت اشاره دست چپ را بالای استخوان ترقوه راست قرار دهید

شست دست راست خود را روی انگشت اشاره دست چپ قرار دهید

انگشت اشاره دست راست را روی شست دست چپ قرار دهید

دقیقا نه، اما تصور کنید که تیموس در آنجا وجود دارد

روی نفس خود تمرکز کنید و در حین بازدم به تیموس خود عشق و دوستی

بدهید

من به شما عشق و دوستی می دهم

دوستت دارم

تو هم دوست من هستی

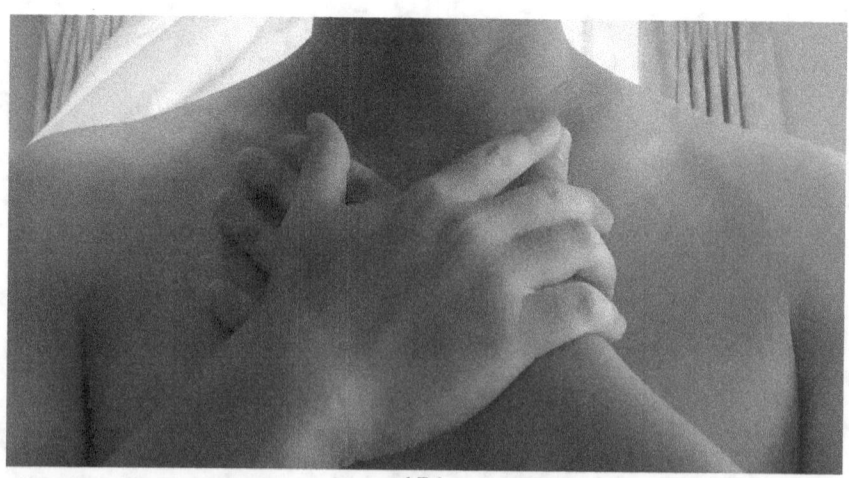

156

لطفا بدون صحبت با صدای بلند در قلب خود زمزمه کنید. این کار را با هر نفس تکرار کنید. این کار را تا زمانی که احساس بهتری پیدا کنید تکرار کنید. اگر اکنون وقت دارید، بیایید همانطور که هست مراقبه کنیم

آیا هیچ یک از شما می تواند انرژی عشق و دوستی را که از قلب شما ساطع می شود احساس کند؟ یا شاید بتوانید چیزی مانند یک تصویر، یک صدا، یک داستان را به من نشان دهید

اگر چنین احساسی را دارید، عقب نمانید و جلو بروید و آن را طوری تجربه کنید که انگار می خواهید چیزهای بیشتری ببینید. این نشان می دهد که وجود درونی شما شروع به حرکت کرده است

بعد از مدیتیشن

قبل از اینکه آن را فراموش کنید آنچه را که اتفاق افتاده بنویسید. کتاب من از این یادداشت ساخته شده است

TATAP (TATAR)

ТИМУСНЫҢ АКТИВЛАШУЫНА ЯРДӘМ ИТҮЧЕ ПРОЦЕДУРАЛАР

Сул кулның бармагын сул клавикул өстенә куегыз. Сул кулыгызның индекс бармагын уң клавикул өстенә куегыз.

Уң кулның бармагын сул кулның күрсәткеч бармагына куегыз. Уң кулның индекс бармагын сул кулның бармагына куегыз.

Бу төгәл түгел, ләкин күз алдыгызга китерегез: Тимус анда.

Сулышыңа тупла, сулыш алганда тимуска мәхәббәт һәм дуслык тәкъдим ит.

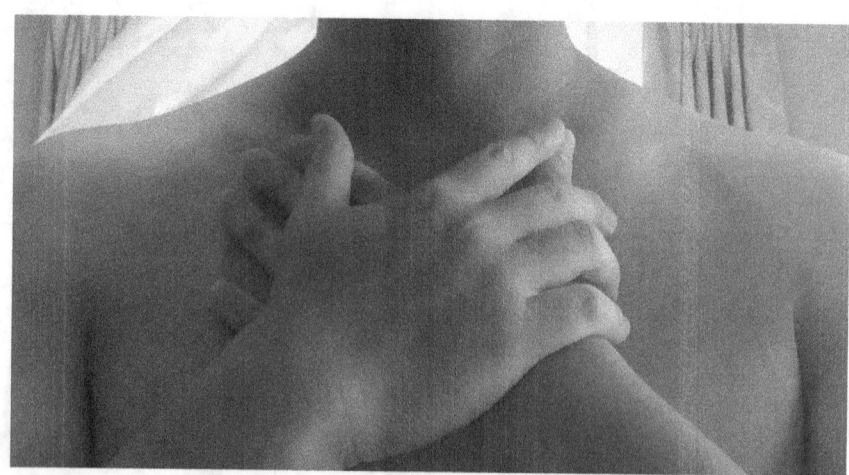

Мин сезгә мәхәббәт һәм дуслык бирәм.
мин сине яратам
син дә минем дустым

Зинһар, кычкырып әйтмәгез, йөрәгегездә пышылдагыз. Моны һәр сулыш белән кабатлагыз. Уңайлы булганчы кабатлагыз.

Сезнең берәрегез йөрәгегезнең үзәгеннән чыккан мәхәббәт һәм дуслык энергиясен тоя аламы? Яки, бәлки, миңа рәсем, тавыш, хикәя кебек нәрсә күрсәтә аласыз.

Әгәр дә сез үзегезне шулай хис итәсез икән, тоткарланмагыз, алга барыгыз һәм каршылык күрсәтмичә кичерегез, күбрәк күрергә теләгән кебек. Бу сезнең эчендәге эчке затның хәрәкәтләнә башлавының дәлиле.

Дәфтәрегездә булганны языгыз.

Минем китабым бу дәфтәрдән ясалган.

ҚАЗАҚ (KAZAKH)

ТИМУСТЫҢ БЕЛСЕНДІРІЛУІНЕ ҚАЛАЙ ЫҚПАЛ ЕТУГЕ БОЛАДЫ

Сол қолыңыздың бас бармағын сол жақ бұғана үстіне қойыңыз. Сол қолыңыздың сұқ саусағын оң жақ бұғана үстіне қойыңыз.

Оң қолыңыздың бас бармағын сол қолыңыздың сұқ саусағына қойыңыз. Оң қолыңыздың сұқ саусағын сол қолыңыздың бас бармағына қойыңыз.

Бұл дәл емес, бірақ тимус шамамен сол жерде екенін елестетіңіз.

Тыныс алуыңызға назар аударыңыз және дем шығарған кезде тимусыңызға махаббат пен достық сыйлаңыз.

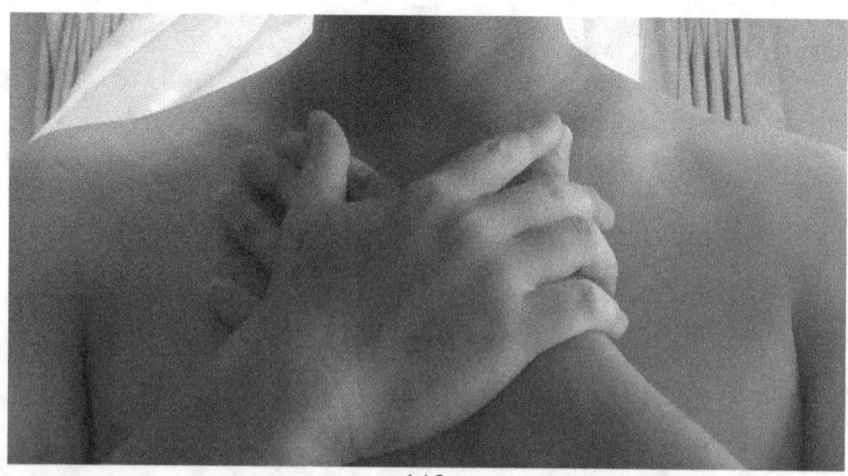

Мен саған махаббат пен достық сыйлаймын.
мен сені жақсы көремін
сен де менің досымсың

Өтінемін, дауыстап айтпай, жүрегіңізбен
сыбырлаңыз. Мұны әр тыныс алуда қайталаңыз.
Ыңғайлы болғанша қайталаңыз. Қазір уақытыңыз
болса, сол қалпында медитация жасайық.

Жүрегіңізден шыққан махаббат пен достықтың
энергиясын кез келгеніңіз сезіне аласыз ба?
Немесе олар сізге сурет, дыбыс, әңгіме сияқты
нәрсені көрсетуі мүмкін.

Егер сіз солай сезінсеңіз, артыңызды тартпаңыз,
алға қарай жүріңіз және одан да көп нәрсені
көргіңіз келеді. Бұл сезім сіздің ішкі жан
дүниеңіздің қозғала бастағанының дәлелі.

Ұмытпай тұрып не болғанын жазып алыңыз.

Менің кітабым осы естеліктен жасалған.

O'ZBEK (OUZBEK)

TIMUSNI FAOLLASHTIRISH UCHUN SHIFO

Chap qo'lingizning bosh barmog'ini chap klavikula ustiga qo'ying. Chap qo'lingizning ko'rsatkich barmog'ini o'ng klavikula ustiga qo'ying.

O'ng qo'lingizning bosh barmog'ini chap qo'lingizning ko'rsatkich barmog'iga qo'ying. O'ng qo'lingizning ko'rsatkich barmog'ini chap qo'lingizning bosh barmog'iga qo'ying.

Bu aniq emas, lekin timus taxminan u erda ekanligini tasavvur qiling.

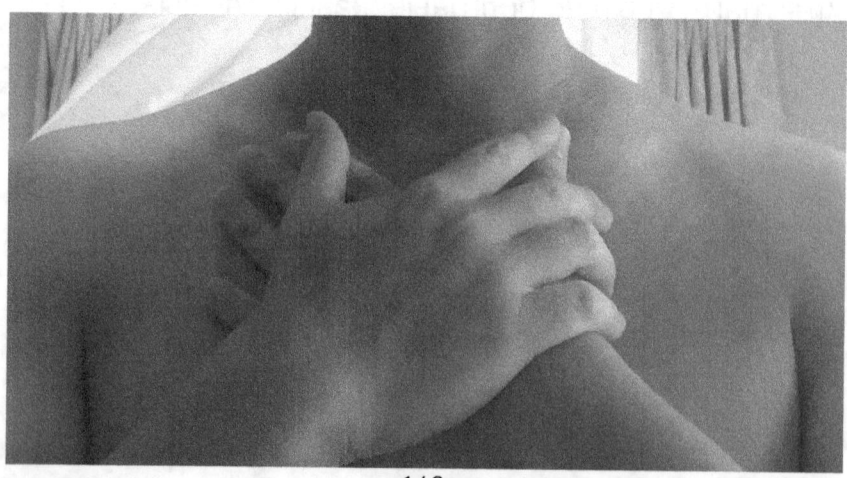

Nafas olishga e'tiboringizni qarating va nafas olayotganda timusga sevgi va do'stlik taklif qiling.

Men sizga sevgi va do'stlik beraman.
Men sizni sevaman
sen ham mening do'stimsan

Iltimos, baland ovozda aytmang, balki yuragingizdan pichirlang. Buni har bir nafas bilan takrorlang. Qulay bo'lgunga qadar takrorlang. Agar hozir vaqtingiz bo'lsa, meditatsiya qiling.

Sizlardan birortangiz yuragingizdan chiqayotgan sevgi va do'stlik energiyasini his qila oladimi? Yoki siz rasm, tovush yoki hikoya kabi biror narsani ko'rishingiz yoki his qilishingiz mumkin.

Agar siz shunday his qilsangiz, chekinmang, oldinga boring va qarshilik ko'rsatmasdan buni boshdan kechiring, shunda ko'proq ko'rishni xohlaysiz. Bu sizga xos bo'lgan ichki borliq harakatlana boshlaganining isbotidir.

Uni unutishdan oldin nima bo'lganini yozib oling.

Mening kitobim ushbu eslatmadan yaratilgan.

КЫРГЫЗЧА (KIRGHIZ)

ТИМУУСТУ АКТИВДЕШТИРҮҮ ҮЧҮН АЙЫКТЫРУУ

Сол колуңуздун баш бармагын сол жака сөөгүнүн үстүнө коюңуз. Сол колуңуздун сөөмөйүн оң жака сөөгүңүздүн үстүнө коюңуз.

Оң колуңуздун баш бармагын сол колуңуздун сөөмөйүнө коюңуз. Оң колуңуздун сөөмөйүн сол колуңуздун бармагына коюңуз.

Бул так эмес, бирок тимус болжол менен ошол жерде экенин элестетиңиз.

Демиңизге көңүл буруңуз жана дем чыгарып жатканда тимусуңузга сүйүү жана достук тартуулаңыз.

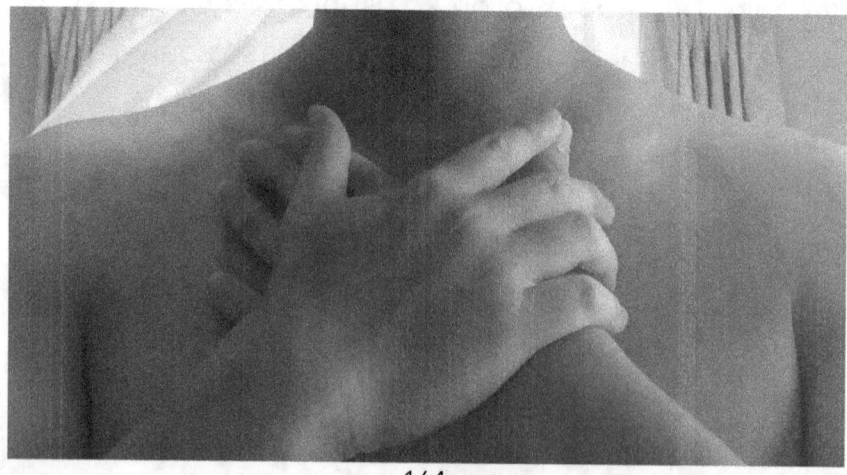

Мен сага сүйүү жана достук берем.
сени сүйөм
сен менин да досумсуң

Катуу айтпай, жүрөгүңө шыбырап тур. Муну ар бир дем менен кайталаңыз. Ыңгайлуу болгонго чейин кайталаъыз. Азыр убактыңыз болсо, кандай болсо ошондой медитация кылалы.

Араңардан кимдир бирөө жүрөгүңдөн чыккан сүйүү жана достук энергиясын сезе алабы? Же, балким, сиз мага сүрөт, үн, окуя сыяктуу нерсени көрсөтө аласыз.

Эгер ушундай сезимди сезип жатсаңыз, тартынбаңыз жана мындан ары дагы көптү көргүңүз келгендей сезиңиз. Бул сизге таандык ички жандык кыймылдап баштаганынын далили.

Сүйүүнүн жана достуктун энергиясын унутканга чейин колдонгондо эмне болорун жазып алыңыз.

Менин китебим ушул мемодон жасалган.

ئۇيغۇر (OUÏGOUR)

كۆكرەككە يوشۇرۇنغان مەۋجۇتلۇقنى قوزغىتىشقا قانداق ئىلهام بېرىش كېرەك

سول قوللىكىزنىڭ باش بارمىقىنى سول ياقىكىزنىڭ ئۈستىگە قويۇڭ. سول قوللىكىزنىڭ كۆرسەتكۈچ بارمىقىنى ئوڭ ياقىكىزنىڭ ئۈستىگە قويۇڭ

ئوڭ قوللىكىزنىڭ باش بارمىقىنى سول قوللىكىزنىڭ كۆرسەتكۈچ بارمىقىغا قويۇڭ. ئوڭ قوللىكىزنىڭ كۆرسەتكۈچ بارمىقىنى سول قوللىكىزنىڭ باش بارمىقىغا قويۇڭ

بۇ ئېنىق ئەمەس ، ئەمما ئۇ يەردە «تىمۇس» بارلىقىنى تەسەۋۋۈر قىلىپ بېقىڭ

ئۆيىكىگىزدىن نەپەس ئالغاندا ، تىمۇسقا مۇھەببەت ۋە دوستلۇق ئاتا قىلىڭ

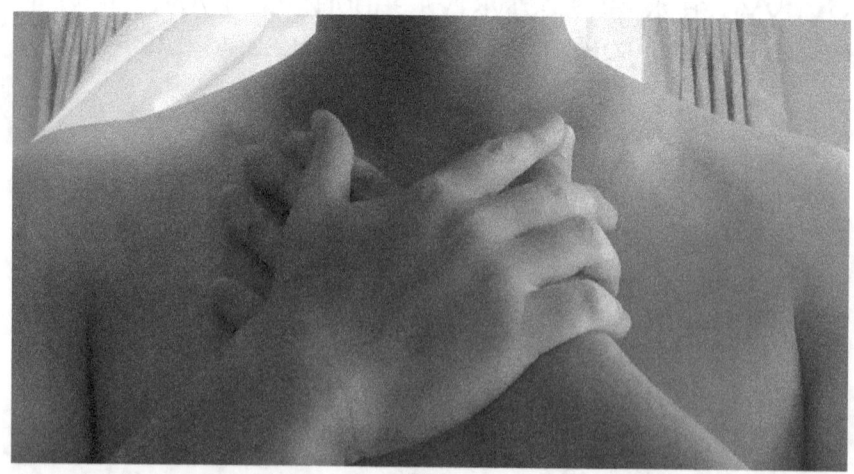

166

مەن سىزگە مۇھەببەت ۋە دوستلۇق ئاتا قىلىمەن

مەن سىزنى ياخشى كۆرىمەن

سەنمۇ مېنىڭ دوستۇم

ئۇنى يۇقىرى ئاۋازدا دېمەڭ ، ئەمما قەلبىڭىزگە پىچىرلاڭ

بۇنى ھەر بىر نەپەس بىلەن تەكرارلاڭ

راھەت بولغۇچە تەكرارلاڭ

سىز بەلكىم قەلبىڭىزنىڭ مەركىزىدىن چىققان مۇھەببەت ۋە دوستلۇقنىڭ

ئىنبىرگىيىسسىنى ھېس قىلىشىڭىز مۇمكىن

ياكى ئۇلار سىزگە رەسىم ، ئاۋاز ، ھېكايە دېگەندەك نەرسىلەرنى كۆرسىتىشى

مۇمكىن

ئەگەر سىز بۇ خىل ھېسسىياتنى ھېس قىلسىڭىز ، ئىككىلەنمەڭ ، كۆڭلىڭىزدە

تېخىمۇ كۆپ كۆرۈشنى خالايدىغانلىقىڭىزنى ئېيتىڭ ، ئالغا ئىلگىرىلەڭ ھەمدە

قارشىلىق كۆرسەتمەي باشتىن كەچۈرۈڭ

بۇ ھېسسىيات سىزنىڭ ئىچكى ۋۇجۇدىڭىزنىڭ ھەركەتلىنىشكە باشلىغانلىقنىڭ

ئىسپاتى

ئۇنتۇپ كېتىشتىن بۇرۇن يۈز بەرگەن ئىشلارنى يېزىڭ. مېنىڭ كىتابىم بۇ

ئەسلىمىدىن تۈزۈلگەن

167

ТОҶИКӢ (TADJIK)

ШИФО БАРОИ ФАЪОЛ КАРДАНИ ТИМУС

Ангушти калони дасти чапи худро дар болои клавикул-и чапи худ ҷойгир кунед. Ангушти ишоратии дасти чапи худро дар болои клавикул-и рости худ ҷойгир кунед.

Ангушти калони дасти рости худро ба ангушти ишорати дасти чап ҷойгир кунед. Ангушти ишоратии дасти ростро ба Ангушти калони дасти чапи худ гузоред.

Айнан не, балки тасаввур кунед, ки дар он ҷо тимус вуҷуд дорад.

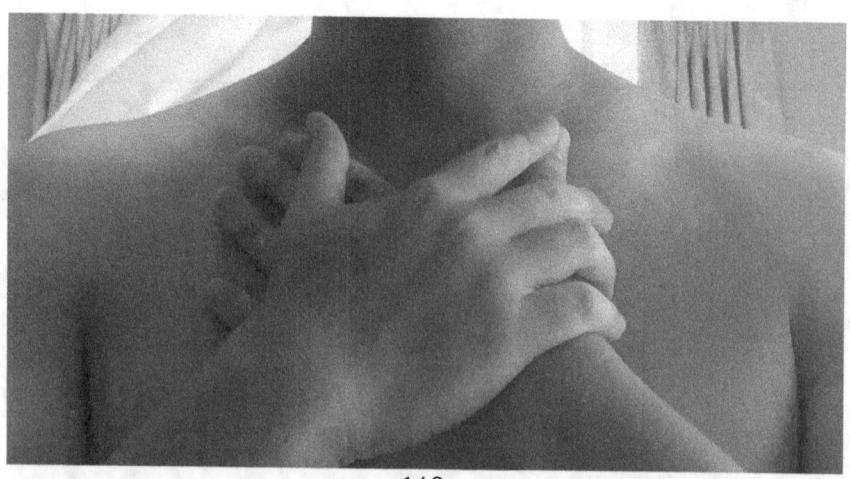

Тамаркузро ба нафасатон равона кунед ва ҳангоми нафаскашӣ ба тимусатон муҳаббат ва дӯстӣ пешниҳод кунед.

Ман ба шумо муҳаббат ва дӯстӣ мебахшам.
Ман туро дӯст медорам
ту ҳам дӯсти ман ҳастӣ

Лутфан инро бо овози баланд нагӯед, балки дар дил пичиррос кунед. Инро бо ҳар нафас такрор кунед. То бароҳат такрор кунед. Агар шумо ҳоло вақт дошта бошед, биёед мисли он ки ҳаст, мулоҳиза кунем.

Оё касе аз шумо метавонад энергияи муҳаббат ва дӯстиро эҳсос кунад, ки аз маркази дилатон мебарояд? Ё шояд шумо метавонед ба ман чизе нишон диҳед, ба монанди тасвир, садо, ҳикоя.

Агар шумо чунин ҳис кунед, худро нигоҳ надоред, пеш равед ва бидуни муқовимат онро таҷриба кунед, то ки шумо бештар дидан мехоҳед. Ин далели он аст, ки мавҷудияти дар дохили шумо пинҳоншуда ба ҳаракат шурӯъ мекунад.

Пеш аз фаромӯш кардани он чизе, ки рӯй дод, қайд кунед.

Китоби ман аз ин ёддошт сохта шудааст.

TÜRKMEN DILI (TURKMÈNE)

TIMUSY NÄDIP IŞJEŇLEŞDIRMELI WE BEJERMELI

Çep eliñiziň başam barmagyny çep ýakanyňyzyň üstünde goýuň. Çep eliñiziň görkeziji barmagyny sag ýakanyňyzyň üstünde goýuň.

Sag eliñiziň başam barmagyny çep eliñiziň görkeziji barmagynda goýuň. Sag eliñiziň görkeziji barmagyny çep eliñiziň başam barmagyna goýuň.

Ol ýerde timusyň bardygyny göz öňüne getiriň.

Demiñize ünsüñizi jemläň we öýkeniñizden dem alanyňyzda timusa söýgi we dostluk hödürläň.

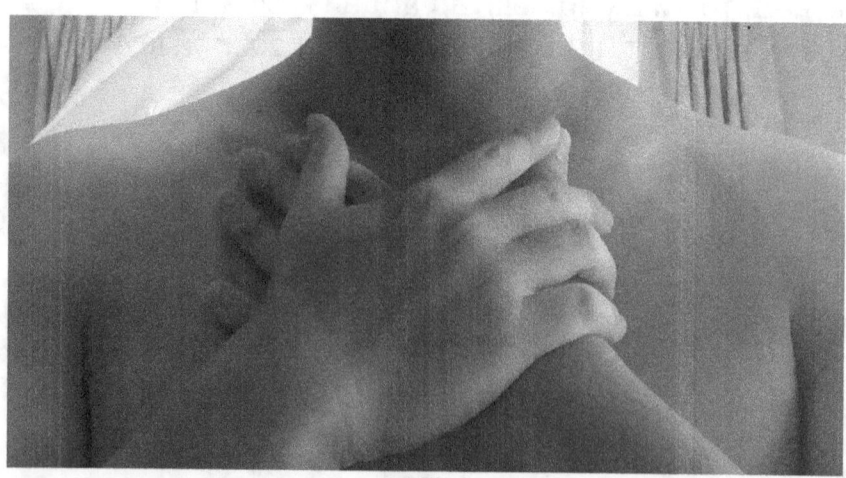

170

Men size söýgi we dostluk berýärin.
men seni söýýärin
senem meniň dostum

Gaty ses bilen aýtmaň, ýüregiňize pyşyrdyň. Muny her
dem bilen gaýtalaň. Rahat bolýança gaýtalaň. Häzir
wagtyňyz bolsa, meditasiýa ediň.

Sizden haýsydyr biriňiz ýüregiňiziň merkezinden
çykýan söýgi we dostluk güýjüni duýup bilersiňizmi?
Ora-da surat, ses ýa-da hekaýa ýaly bir zady görüp ýa-
da duýup bilersiňiz.

Şeýle duýýan bolsaňyz, utanmaň we geliň, garşy
çykman başdan geçireliň. Bu, içki barlygyňyzyň
hereket edip başlaýandygynyň subutnamasydyr.

Näme bolandygyny ýatdan çykarmazdan ozal ýazyň.
Kitabym şu ýatlamadan ýasaldy.

پښتو (PACHTÔ)

شفا ورکول چی د تایموس فعالولو ته وده ورکوي

د خپل چپ لاس گوتی د خپل کیڼ کالربون په سر کی ځای په ځای کړئ. د خپل چپ لاس د شاخص گوته د خپل ښي کالر هډوکي پورته کېږدئ

د خپل ښي لاس گوتی د خپل کیڼ لاس په گوته گوتی کی ځای په ځای کړئ. د خپل ښي لاس د شاخص گوته د خپل چپ لاس په گوتو کی ځای په ځای کړئ

دقیقا نه، مگر تصور وکړئ چی هلته یو تیموس شتون لري

په خپل تنفس تمرکز وکړئ او خپله مینه او ملگرتیا خپل تایموس ته وراندې کړئ کله چی تاسو تنفس کوئ

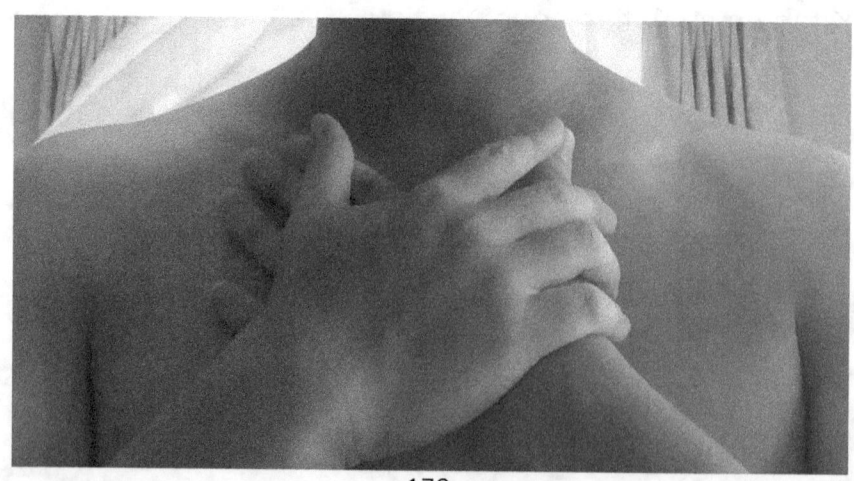

172

زه تاسو ته مينه او ملګرتيا دركوم

زه ستا سره مينه لرم

تاسو زما ملګري هم ياست

په لوړ غږ يي مه وايه، د زړه په غږ يي ووايه

دا د هرې ساه سره تكرار كړئ

تكرار كړئ تر هغه چي آرام وي

كه تاسو اوس وخت لرئ، مراقبت وكړئ

ايا ستاسو څخه څوك د مينې او ملګرتيا انرژي احساس كولی شي چي
ستاسو له زړه څخه راپورته كيږي؟ يا شايد تاسو ماته يو څه وښپايئ لكه
عكس، غږ، يوه كيسه

كه تاسو دا ډول احساس احساس كوئ، مقاومت مه كوئ او مخكي لاړ شئ
او تجربه يي كړئ لكه څنګه چي تاسو غواړئ نور وګورئ. دا د دې ثبوت دی
چي هغه داخلي وجود چي تاسو كي موجود دی حركت كول پيل كوي

له مراقبت وروسته

مخكي لدې چي تاسو هير كړئ چي څه پيښ شوي ، په خپل نوټ بوك كي
يي وليكئ

زما كتاب له دې نوټ بوك څخه جوړ شوی دی

173

سنڌي (SINDHÎ)

شفا جيڪو "ٽائيمس" جي چالو ڪرڻ ڪي وڌايو

توهان جي ڪاٻي هٿ جي انگوٺ ڪي توهان جي ڪاٻي ڪلويڪل جي چوٽي تي رکو. پنهنجي ڪاٻي هٿ جي اشاري واري ڪي آڱر ڪي پنهنجي ساڄي ڪلويڪل جي مٿي تي رکو

توهان جي ساڄي هٿ جي انگوٺ ڪي توهان جي ڪاٻي هٿ جي اشاري جي آڱر تي رکو. پنهنجي ساڄي هٿ جي اشاري واري آڱر ڪي پنهنجي ڪاٻي هٿ جي انگوٺ تي رکو

اتي توهان جي ٽائيمس تصور ڪريو

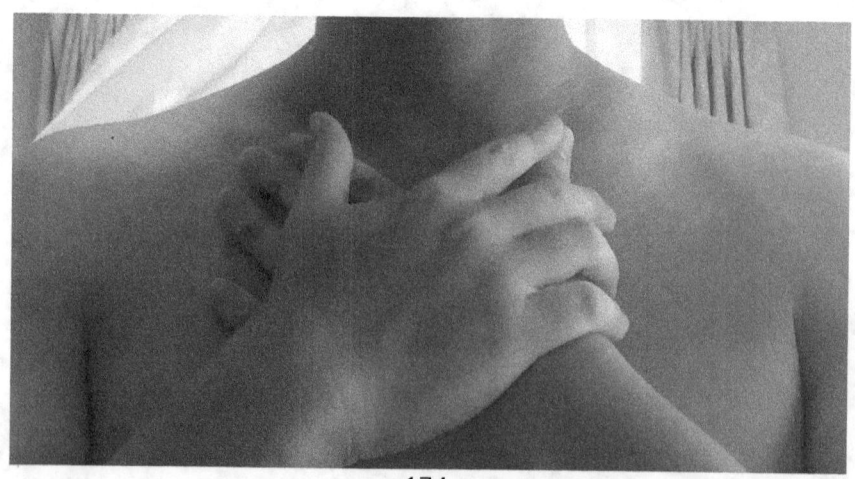

174

پنهنجي سانس تي توجه ڏيو ۽ پيار ۽ دوستي پيش ڪريو جيئن توهان سانس ڪيو

مان توهان ڪي پيار ۽ دوستي ڏيان ٿو
مان توهان سان پيار ڪريان ٿو
تون به منهنجو دوست آهين

مهرباني ڪري ان ڪي وڏي آواز سان نه چئو، پر پنهنجي دل مان سرگوشي ڪريو. هر سانس سان هن ڪي ورجايو. ورجايو جيستائين آرام سان. جيڪڏهن توهان وٽ هاڻي وقت آهي، مراقبي ڪريو

ڇا توهان مان ڪو به پيار ۽ دوستي جي توانائي ڪي محسوس ڪري سگهي ٿو جيڪا توهان جي دل مان نڪرندي آهي؟ يا ٿي سگهي ٿو توهان مون ڪي ڪجهه ڏيڪاري سگهو ٿا جهڙوڪ هڪ تصوير، هڪ آواز، هڪ ڪهاڻي

جيڪڏهن توهان محسوس ڪيو ته، اچو ته اڳتي وڌو ۽ ان ڪي مزاحمت ڪرڻ ڪان سواء تجربو ڪريو جِنْ ته توهان وڻيڪ ڏسڻ چاهيو ٿا. اهو ان ڳالهه جو ثبوت آهي ته توهان جو اندريون وجود هلڻ شروع ڪري رهيو آهي

مراقبي ڪان پوء

توهان جي نوٽ بڪ ۾ ڇا ٿيو لکو

منهنجو ڪتاب هن نوٽ بڪ مان ٺاهيو ويو آهي

175

اردو (URDU)

اپنے سینے میں چھپے وجود کو متحرک کریں۔

اپنے بائیں ہاتھ کے انگوٹھے کو اپنے بائیں کالر کی ہڈی کے اوپر رکھیں۔ اپنے بائیں ہاتھ کی شہادت کی انگلی کو اپنے دائیں کالر کی ہڈی کے اوپر رکھیں۔

اپنے دائیں ہاتھ کے انگوٹھے کو اپنے بائیں ہاتھ کی شہادت کی انگلی پر رکھیں۔ اپنے دائیں ہاتھ کی شہادت کی انگلی کو اپنے بائیں ہاتھ کے انگوٹھے پر رکھیں۔

وہاں اپنے تھائمس کا تصور کریں۔

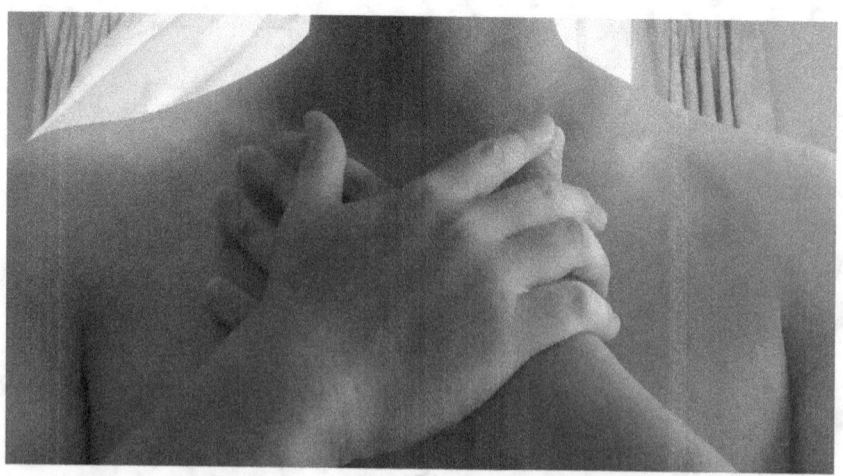

اپنی سانس لینے پر توجہ دیں۔

جیسے ہی آپ سانس چھوڑتے ہیں، محبت اور دوستی پیش کرتے ہیں۔

میں آپ کو پیار اور دوستی دیتا ہوں۔
میں تم سے پیار کرتا ہوں
تم میرے دوست بھی ہو۔

براہِ کرم اسے اونچی آواز میں نہ کہو، بلکہ اپنے دل میں سرگوشی کریں۔ ہر سانس کے ساتھ اسے دہرائیں۔ آرام دہ اور پرسکون ہونے تک دہرائیں۔ اگر آپ کے پاس ابھی وقت ہے تو مراقبہ کریں۔

کیا آپ میں سے کوئی محبت اور دوستی کی توانائی کو اپنے دل کے مرکز سے محسوس کر سکتا ہے؟ یا شاید آپ مجھے کچھ دکھا سکتے ہیں، جیسے کہ کوئی تصویر، کوئی آواز، کوئی کہانی۔

اگر آپ اس قسم کا احساس محسوس کرتے ہیں تو مزاحمت نہ کریں اور آگے بڑھیں اور اس کا تجربہ کریں گویا آپ مزید دیکھنا چاہتے ہیں۔ یہ اس بات کا ثبوت ہے کہ آپ کے اندر چھپا وجود حرکت کرنے لگا ہے۔

بھول جانے سے پہلے کیا ہوا اسے نوٹ کریں۔

میری کتاب اس میمو سے بنی ہے۔

177

ਪੰਜਾਬੀ (PANJABI)

ਥਾਈਮਸ ਐਕਟੀਵੇਸ਼ਨ ਨੂੰ ਉਤਸ਼ਾਹਿਤ ਕਰਨ ਲਈ ਢੰਗ

ਆਪਣੇ ਖੱਬੇ ਹੱਥ ਦੇ ਅੰਗੂਠੇ ਨੂੰ ਆਪਣੀ ਖੱਬੀ ਕਾਲਰਬੋਨ ਦੇ ਉੱਪਰ ਰੱਖੋ।
ਆਪਣੇ ਖੱਬੇ ਹੱਥ ਦੀ ਇੰਡੈਕਸ ਉਂਗਲ ਨੂੰ ਆਪਣੇ ਸੱਜੇ ਕਾਲਰਬੋਨ ਦੇ ਉੱਪਰ ਰੱਖੋ।

ਆਪਣੇ ਸੱਜੇ ਹੱਥ ਦੇ ਅੰਗੂਠੇ ਨੂੰ ਆਪਣੇ ਖੱਬੇ ਹੱਥ ਦੀ ਇੰਡੈਕਸ ਉਂਗਲ 'ਤੇ ਰੱਖੋ।
ਆਪਣੇ ਸੱਜੇ ਹੱਥ ਦੀ ਇੰਡੈਕਸ ਉਂਗਲ ਨੂੰ ਆਪਣੇ ਖੱਬੇ ਹੱਥ ਦੇ ਅੰਗੂਠੇ 'ਤੇ ਰੱਖੋ।

ਉੱਥੇ ਆਪਣੇ ਥਾਈਮਸ ਦੀ ਕਲਪਨਾ ਕਰੋ।

ਆਪਣੇ ਸਾਹ 'ਤੇ ਧਿਆਨ ਕੇਂਦਰਿਤ ਕਰੋ।
ਜਿਵੇਂ ਤੁਸੀਂ ਸਾਹ ਛੱਡਦੇ ਹੋ, ਥਾਈਮਸ ਨੂੰ ਪਿਆਰ ਅਤੇ ਦੋਸਤੀ ਦੀ ਪੇਸ਼ਕਸ਼ ਕਰੋ।

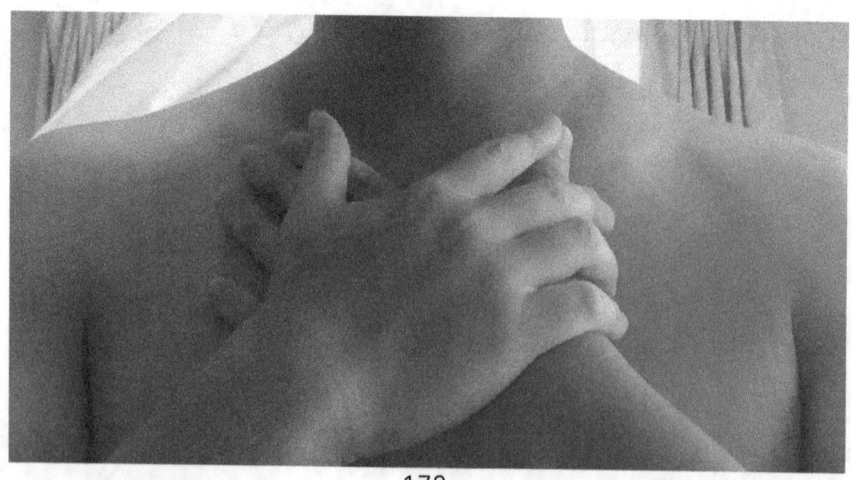

ਮੈਂ ਤੁਹਾਨੂੰ ਪਿਆਰ ਅਤੇ ਦੋਸਤੀ ਦਿੰਦਾ ਹਾਂ।
ਮੈਂ ਤੁਹਾਨੂੰ ਪਿਆਰ ਕਰਦਾ ਹਾਂ.
ਤੁਸੀਂ ਮੇਰੇ ਦੋਸਤ ਵੀ ਹੋ

ਕਿਰਪਾ ਕਰਕੇ ਇਸਨੂੰ ਉੱਚੀ ਆਵਾਜ਼ ਵਿੱਚ ਨਾ ਕਹੋ, ਪਰ ਆਪਣੇ ਦਿਲ ਵਿੱਚ
ਫੁਸਫੁਸਾ ਕਰੋ। ਇਸ ਨੂੰ ਹਰ ਸਾਹ ਨਾਲ ਦੁਹਰਾਓ। ਆਰਾਮਦਾਇਕ ਹੋਣ ਤੱਕ
ਦੁਹਰਾਓ। ਜੇਕਰ ਤੁਹਾਡੇ ਕੋਲ ਹੁਣ ਸਮਾਂ ਹੈ, ਤਾਂ ਸਿਮਰਨ ਕਰੋ।

ਕੀ ਤੁਹਾਡੇ ਵਿੱਚੋਂ ਕੋਈ ਵੀ ਪਿਆਰ ਅਤੇ ਦੋਸਤੀ ਦੀ ਊਰਜਾ ਨੂੰ ਆਪਣੇ ਦਿਲ ਦੇ ਕੇਂਦਰ
ਵਿੱਚੋਂ ਮਹਿਸੂਸ ਕਰ ਸਕਦਾ ਹੈ? ਜਾਂ ਹੋ ਸਕਦਾ ਹੈ ਕਿ ਤੁਸੀਂ ਮੈਨੂੰ ਕੁਝ ਦਿਖਾ ਸਕਦੇ ਹੋ,
ਜਿਵੇਂ ਕਿ ਇੱਕ ਤਸਵੀਰ, ਇੱਕ ਆਵਾਜ਼, ਇੱਕ ਕਹਾਣੀ।

ਜੇ ਤੁਸੀਂ ਇਸ ਤਰ੍ਹਾਂ ਮਹਿਸੂਸ ਕਰਦੇ ਹੋ, ਤਾਂ ਪਿੱਛੇ ਨਾ ਹਟੋ ਅਤੇ ਅੱਗੇ ਵਧੋ ਅਤੇ
ਇਸਦਾ ਅਨੁਭਵ ਕਰੋ ਜਿਵੇਂ ਕਿ ਤੁਸੀਂ ਇਸ ਨੂੰ ਹੋਰ ਦੇਖਣਾ ਚਾਹੁੰਦੇ ਹੋ। ਇਹ ਇਸ ਗੱਲ
ਦਾ ਸਬੂਤ ਹੈ ਕਿ ਤੁਹਾਡਾ ਅੰਦਰਲਾ ਜੀਵ ਹਿੱਲਣ ਲੱਗ ਪਿਆ ਹੈ।

ਨਾਲ ਹੀ, ਇਸ ਨੂੰ ਭੁੱਲਣ ਤੋਂ ਪਹਿਲਾਂ ਕੀ ਹੋਇਆ ਇਸ ਬਾਰੇ ਨੋਟ ਕਰੋ।

ਮੇਰੀ ਕਿਤਾਬ ਇਸ ਮੈਮੋ ਤੋਂ ਬਣੀ ਹੈ।

डोगरी (DOGRI)

थाइमस गी सक्रिय करने आस्तै चंगाई

अपने बाएं हत्थ दा अंगूठा अपने बाएं हंसली दे उप्पर रक्खो।
अपने बाएं हत्थ दी तर्जनी गी अपने सज्जे हंसली दे उप्पर रक्खो ।

अपने सज्जे हत्थ दा अंगूठा अपने बाएं हत्थ दी तर्जनी उप्पर रक्खो ।
अपने सज्जे हत्थ दी तर्जनी गी अपने बाएं हत्थ दे अंगूठे उप्पर रक्खो ।

एह् सटीक नेईं ऐ, पर कल्पना करो जे थाइमस मोटे तौर पर उत्थें ऐ।

अपनी सांस पर ध्यान दे।
जियां-जियां तुस सांस छोड़दे ओ, थाइमस गी प्यार ते दोस्ती दी पेशकश करो।

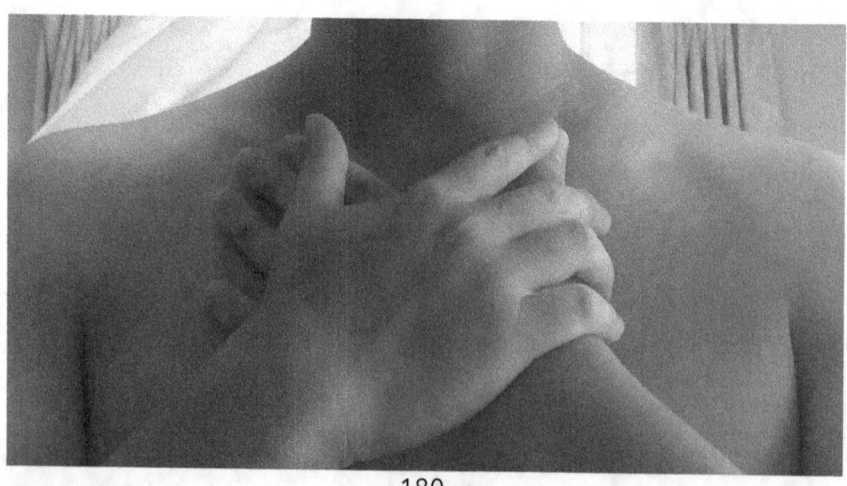

180

मैं तेरे प्यार दोस्ती देंदा हां।

मैं तुगी हिरख करना

तू भी मेरे दोस्त हो

मेहरबानी करके ज़ोर नाल ना बोलो, पर दिल विच फुसफुसाओ। हर सांस कन्नै इसगी दोहराओ । आरामदायक होने तक दोहराएं। जेकर तुंदे कोल हुन समां ऐ तां आओ जिन्ना ऐ उन्ना गै ध्यान करचै।

क्या तुंदे च कोई बी प्यार ते दोस्ती दी ऊर्जा गी महसूस करी सकदा ऐ जेह्ड़ी तुंदे दिलै थमां निकलदी ऐ? या शायद तुस मिगी कोई तस्वीर, इक आवाज़, इक कहानी जनेह् चीज दस्सी सकदे ओ।

जेकर तुसें गी इ'यां लगदा ऐ तां नेईं रोको, इ'यां महसूस करो जे तुस होर मता दिक्खना चांह्दे ओ, ते अग्गें बधी जाओ ते बिना कुसै प्रतिरोध दे अनुभव करो। इह भाव इस गल्ल दा सबूत है कि तुहाडा अंदरूनी जीव हिलना शुरू हो गया है।

ध्यान दे बाद

भुलने वे ऩशरे क्मा शो गमा, लश लरख रें।

मेरी किताब इस ज्ञापन थमां बनी दी ऐ।

ગુજરાતી (GUJARATI)

થાઇમસ એક્ટિવેશન હીલિંગ

તમારા ડાબા હાથના અંગૂઠાને તમારા ડાબા કોલરબોનની ટોચ પર મૂકો. તમારા ડાબા હાથની તર્જનીને તમારા જમણા કોલરબોન ઉપર મૂકો.

તમારા જમણા હાથના અંગૂઠાને તમારા ડાબા હાથની તર્જની પર મૂકો. તમારા જમણા હાથની તર્જનીને તમારા ડાબા હાથના અંગૂઠા પર રાખો.

ત્યાં તમારા થાઇમસની કલ્પના કરો.

તમારા શ્વાસ પર ધ્યાન કેન્દ્રિત કરો અને જ્યારે તમે શ્વાસ બહાર કાઢો ત્યારે તમારા થાઇમસને પ્રેમ અને મિત્રતા પ્રદાન કરો.

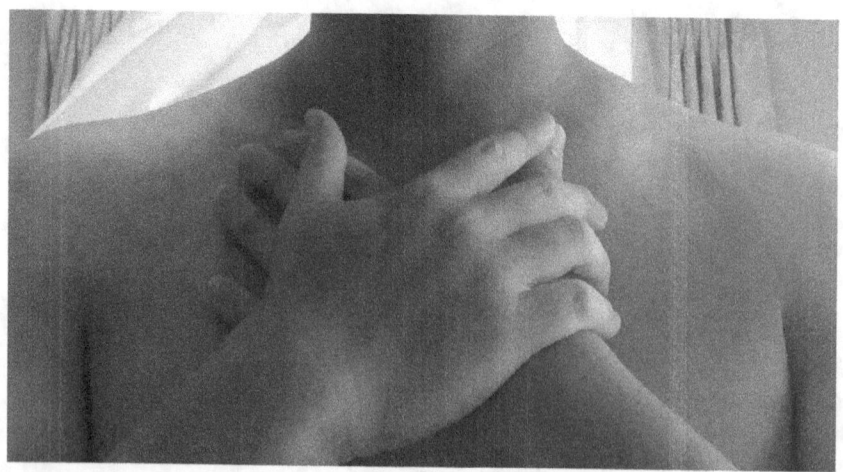

હું તમને મારો પ્રેમ અને મિત્રતા પ્રદાન કરું છું.

હું તને પ્રેમ કરું છુ

તમે મારા મિત્ર પણ છો

કૃપા કરીને તેને મોટેથી કહો નહીં, પરંતુ તમારા હૃદયમાં બબડાટ કરો. દરેક શ્વાસ સાથે આ પુનરાવર્તન કરો. આરામદાયક થાય ત્યાં સુધી પુનરાવર્તન કરો. જો તમારી પાસે અત્યારે સમય છે, તો ચાલો જેમ છે તેમ ધ્યાન કરીએ.

શું તમારામાંથી કોઇ પ્રેમ અને મિત્રતાની ઊર્જા અનુભવી શકે છે જે તમારા હૃદયમાંથી નીકળે છે? અથવા કદાચ તમે મને ચિત્ર, અવાજ, વાર્તા જેવું કંઇક બતાવી શકો.

જો તમને એવું લાગતું હોય, તો પાછા ન પડો અને આગળ વધો અને તેનો અનુભવ કરો જાણે તમે તેને વધુ જોવા માંગતા હોવ. આ એ વાતનો પુરાવો છે કે તમારું આંતરિક અસ્તિત્વ હલનચલન કરવાનું શરૂ કરી રહ્યું છે.

ઉપરાંત, તમે તેને ભૂલી જાઓ તે પહેલાં શું થયું તેની નોંધ કરો.

મારું પુસ્તક આ મેમો પરથી બનાવવામાં આવ્યું છે.

આ "થાઇમસ એક્ટિવેશન હીલિંગ" થી મેળવેલ જ્ઞાન એક પુસ્તક બની ગયું છે. "Amazon" પર ઉપલબ્ધ છે. જો તમને રસ હોય તો કૃપા કરીને ખરીદી કરો.

ગુજરાતી અને જાપાનીઝમાં દ્વિભાષી પુસ્તક

Amazon Paperback:
યુનાઇટેડ કિંગડમ: https://www.amazon.co.uk/dp/B0BMSP4RPJ
ફ્રાન્સ: https://www.amazon.fr/dp/B0BMSP4RPJ
સ્પેન: https://www.amazon.es/dp/B0BMSP4RPJ
ઇટાલી: https://www.amazon.it/dp/B0BMSP4RPJ
જર્મની: https://www.amazon.de/dp/B0BMSP4RPJ
નેધરલેન્ડ: https://www.amazon.nl/dp/B0BMSP4RPJ
પોલેન્ડ: https://www.amazon.pl/dp/B0BMSP4RPJ
સ્વીડન: https://www.amazon.se/dp/B0BMSP4RPJ
યુનાઇટેડ સ્ટેટ્સ: https://www.amazon.com/dp/B0BMSP4RPJ
કેનેડા: https://www.amazon.ca/dp/B0BMSP4RPJ
ઓસ્ટ્રેલિયા: https://www.amazon.com.au/dp/B0BMSP4RPJ
જાપાન: https://www.amazon.co.jp/dp/B0BMSP4RPJ

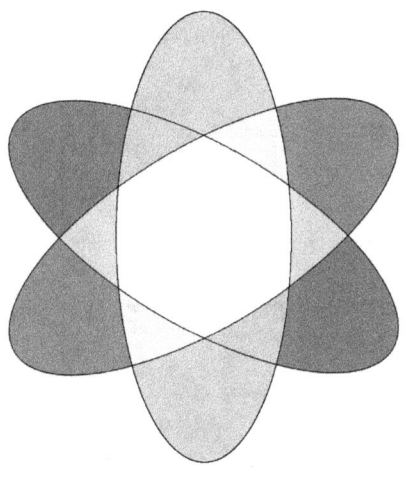

हिंदी (HINDI)

थाइमस सक्रियण को बढ़ावा देने के तरीके

अपने बाएं हाथ के अंगूठे को अपने बाएं हंसली के ऊपर रखें।

अपने बाएं हाथ की तर्जनी को अपने दाहिने हंसली के ऊपर रखें।

अपने दाहिने हाथ के अंगूठे को अपने बाएं हाथ की तर्जनी पर रखें।

अपने दाहिने हाथ की तर्जनी को अपने बाएं हाथ के अंगूठे पर रखें।

यह सटीक नहीं है, लेकिन कल्पना करें कि थाइमस मोटे तौर पर वहां है।

अपने श्वास पर ध्यान लगाओ।

जैसे ही आप साँस छोड़ते हैं, थाइमस को प्यार और दोस्ती की पेशकश करें।

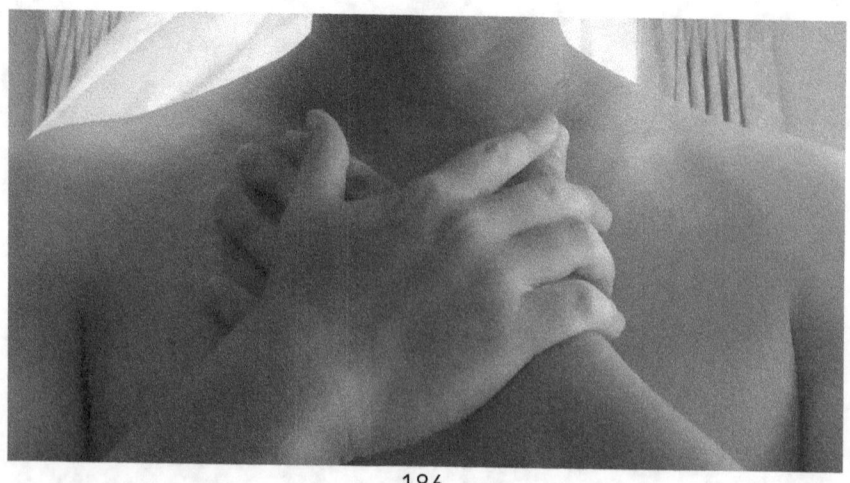

186

मैं तुम्हें प्यार और दोस्ती देता हूं।

मैं आपसे प्यार करती हूँ।

तुम मेरे दोस्त भी हो

कृपया इसे ज़ोर से न कहें, बल्कि अपने दिल में कानाफूसी करें। इसे हर सांस के साथ दोहराएं। सहज होने तक दोहराएं। यदि आपके पास अभी समय है, तो आइए ध्यान करें जैसे यह है।

क्या आप में से कोई अपने दिल के केंद्र से निकलने वाली प्यार और दोस्ती की ऊर्जा को महसूस कर सकता है? या शायद आप मुझे कुछ दिखा सकते हैं, जैसे कोई तस्वीर, कोई आवाज़, कोई कहानी।

यदि आप इस तरह की भावना महसूस करते हैं, तो विरोध न करें और आगे बढ़ें और इसे अनुभव करें जैसे कि आप और देखना चाहते हैं। यह इस बात का प्रमाण है कि आपके भीतर का अस्तित्व क्रिया में आने लगा है।

साथ ही, भूलने से पहले जो हुआ उसे नोट कर लें।

मेरी किताब इसी मेमो से बनी है।

इस थाइमस सक्रियण उपचार का इतिहास एक किताब बन गया है। Amazon पर उपलब्ध है। यदि आप रुचि रखते हैं तो कृपया खरीदारी करें।

 हिंदी और जापानी में द्विभाषी पुस्तकें
Amazon Kindle (eBook):

भारत: https://www.amazon.in/dp/B0BJ2LG6RZ

मेक्सिको: https://www.amazon.com.mx/dp/B0BJ2LG6RZ

ब्राजील: https://www.amazon.com.br/dp/B0BJ2LG6RZ

Amazon Paperback:

यूनाइटेड किंगडम: https://www.amazon.co.uk/dp/B0BJ46385V

फ्रांस: https://www.amazon.fr/dp/B0BJ46385V

स्पेन: https://www.amazon.es/dp/B0BJ46385V

इटली: https://www.amazon.it/dp/B0BJ46385V

जर्मनी: https://www.amazon.de/dp/B0BJ46385V

नीदरलैंड: https://www.amazon.nl/dp/B0BJ46385V

पोलैंड: https://www.amazon.pl/dp/B0BJ46385V

स्वीडन: https://www.amazon.se/dp/B0BJ46385V

संयुक्त राज्य अमेरिका: https://www.amazon.com/dp/B0BJ46385V

कनाडा: https://www.amazon.ca/dp/B0BJ46385V

ऑस्ट्रेलिया: https://www.amazon.com.au/dp/B0BJ46385V

जापान: https://www.amazon.co.jp/dp/B0BJ46385V

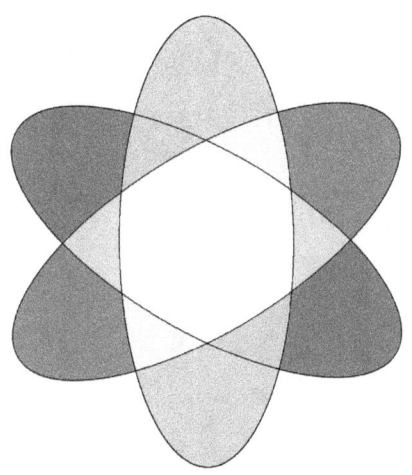

मराठी (MARATHI)

थायमस सक्रियकरणास प्रोत्साहन देण्यासाठी पद्धती

तुमच्या डाव्या हाताचा अंगठा तुमच्या डाव्या कॉलरबोनच्या वर ठेवा.
तुमच्या डाव्या हाताची तर्जनी तुमच्या उजव्या कॉलरबोनच्या वर ठेवा.

तुमच्या उजव्या हाताचा अंगठा तुमच्या डाव्या हाताच्या तर्जनीवर ठेवा.
तुमच्या उजव्या हाताची तर्जनी तुमच्या डाव्या हाताच्या अंगठ्यावर ठेवा.

हे अचूक नाही, परंतु कल्पना करा की थायमस अंदाजे तेथे आहे.

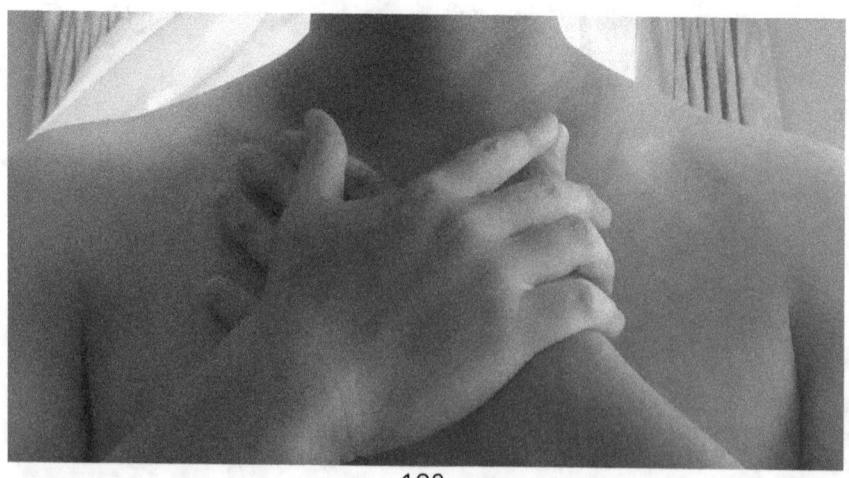

तुमच्या श्वासावर लक्ष केंद्रित करा आणि तुम्ही श्वास सोडत असताना तुमच्या थायमसला प्रेम आणि मैत्री द्या.

मी तुम्हाला माझे प्रेम आणि मैत्री ऑफर करतो.
मी तुझ्यावर प्रेम करतो
तू पण माझा मित्र आहेस

कृपया ते मोठ्याने बोलू नका, परंतु तुमच्या मनात कुजबुज करा. प्रत्येक श्वासाने याची पुनरावृत्ती करा. आरामदायक होईपर्यंत पुन्हा करा. जर तुमच्याकडे आता वेळ असेल तर जसं आहे तसं ध्यान करूया.

तुमच्यापैकी कोणाला तुमच्या हृदयाच्या मध्यभागी प्रेम आणि मैत्रीची उर्जा जाणवू शकते? किंवा कदाचित तुम्ही मला चित्र, आवाज, कथा यासारखे काहीतरी दाखवू शकता.

तुम्हाला असे वाटत असल्यास, मागे हटू नका आणि पुढे जा आणि तुम्हाला ते अधिक पहायचे आहे असा अनुभव घ्या. तुमच्या आत दडलेले अस्तित्व हळू लागले आहे याचा हा पुरावा आहे.

तसेच, विसरण्यापूर्वी काय घडले याची नोंद करा.

माझे पुस्तक या मेमोपासून बनवले आहे.

इस "थायमस सक्रियकरणास प्रोत्साहन देण्यासाठी पद्धती" का इतिहास एक किताब बन गया है। Amazon पर उपलब्ध है। यदि आप रुचि रखते हैं तो कृपया खरीदारी करें।

मराठी और जापानी में द्विभाषी पुस्तक

Amazon Paperback:

युनायटेड किंगडम: https://www.amazon.co.uk/dp/B0BLG2QF4C

फ्रान्स: https://www.amazon.fr/dp/B0BLG2QF4C

स्पेन: https://www.amazon.es/dp/B0BLG2QF4C

इटली: https://www.amazon.it/dp/B0BLG2QF4C

जर्मनी: https://www.amazon.de/dp/B0BLG2QF4C

नेदरलँड: https://www.amazon.nl/dp/B0BLG2QF4C

पोलंड: https://www.amazon.pl/dp/B0BLG2QF4C

स्वीडन: https://www.amazon.se/dp/B0BLG2QF4C

युनायटेड स्टेट्स: https://www.amazon.com/dp/B0BLG2QF4C

कॅनडा: https://www.amazon.ca/dp/B0BLG2QF4C

ऑस्ट्रेलिया: https://www.amazon.com.au/dp/B0BLG2QF4C

जपान: https://www.amazon.co.jp/dp/B0BLG2QF4C

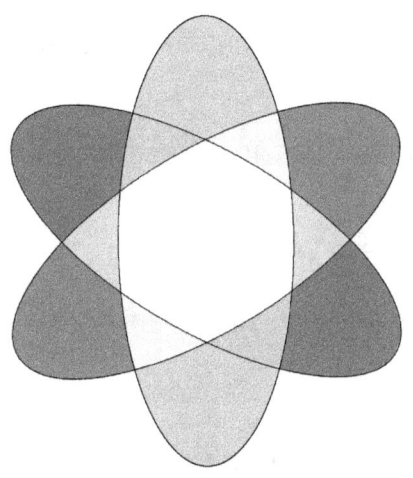

कोंकणी (KONKANI)

थायमस सक्रियतायेक चालना दिवपाच्यो पद्धती

डाव्या हाताचो आंगठो डाव्या हड्ड्याच्या हाडाचेर दवरचो.
डाव्या हाताचें तर्जनी उजव्या हड्ड्यावयल्यान दवरचें.

उजव्या हाताचो आंगठो डाव्या हाताच्या तर्जनीचेर दवरचो.
उजव्या हाताचें तर्जनी बोट डाव्या हाताच्या आंगठ्याचेर दवरचें.

अचूक न्हय, पूण थायमस अदमासाक थंय आसा अशी कल्पना करात.

तुमच्या स्वासाचेर लक्ष केंद्रीत करचें.
उस्वास सोडटना थायमसाक मोग आनी इश्टागत दिवची.

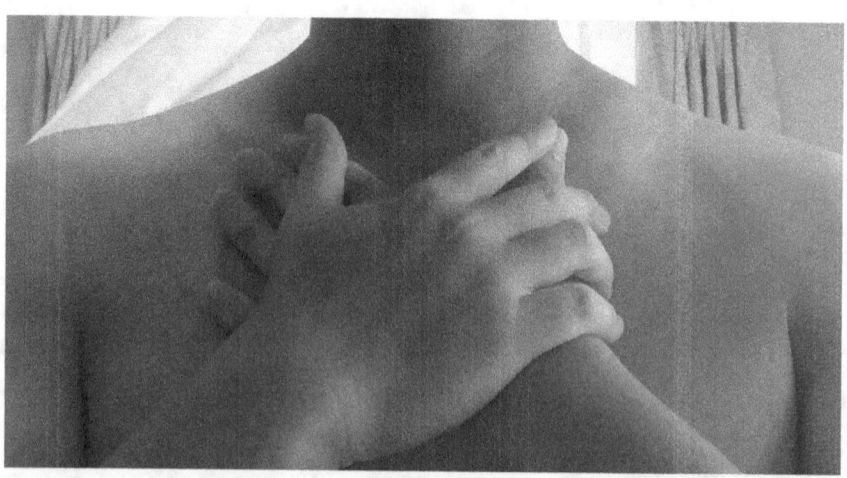

194

तुका मोग आनी इश्टागत दितां.

हांव तुजेर मोग करता

तूं म्हजोय इश्ट

कृपा करून मोठ्यान उलोवंक नाकात, पूण काळजांत फुसफुसात. दर एका स्वासाक अशें परतून करचें. सोयीचें जायसर परतून करचें. आतां वेळ मेळ्ळो जाल्यार ध्यान करात.

तुमच्या काळजांतल्यान भायर सरपी मोगाची आनी इश्टागतीची उर्जा तुमच्यांतल्या खंयच्याय मनशाक जाणवूं येता? वा घडये तुमी म्हाका चित्र, आवाज, काणी अशें कितें तरी दाखोवंक शकतात.

अशी भावना तुमकां जाणवता जाल्यार चड पळोवपाची इत्सा निर्माण करपाक फाटीं सरचें न्हय, आनी प्रतिकार करिनासतना मुखार वचून ताचो अणभव घेवचो. तुमच्या भितर आशिल्ले भितरले जीव हालपाक लागल्यात हाचो हो पुरावो.

ध्यान केल्या उपरांत

मोगाची आनी इश्टागतीची उर्जा वापरल्यार ती विसरचे पयलीं कितें जाता हाची नोंद करात.

ह्या मेमोंतल्यान म्हजें पुस्तक तयार केलां.

195

తెలుగు (TELUGU)

థైమస్ యాక్టివేషన్ను ప్రోత్సహించే పద్ధతులు

మీ ఎడమ చేతి బొటనవేలును మీ ఎడమ కాలర్‌బోన్ పైన ఉంచండి.
మీ ఎడమ చేతి చూపుడు వేలును మీ కుడి కాలర్‌బోన్ పైన ఉంచండి.

మీ కుడి చేతి బొటనవేలును మీ ఎడమ చేతి చూపుడు వేలుపై ఉంచండి.
మీ ఎడమ చేతి బొటనవేలుపై మీ కుడి చేతి చూపుడు వేలును ఉంచండి.

అక్కడ మీ థైమస్‌ని ఊహించుకోండి.

మీ శ్వాసపై దృష్టి పెట్టండి.

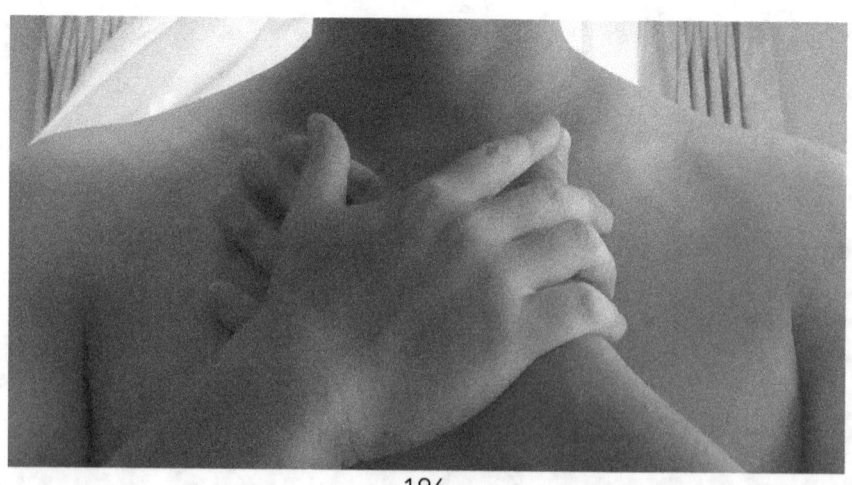

మీరు ఊపిరి పీల్చుకున్నప్పుడు, థైమస్‌కు ప్రేమ మరియు స్నేహాన్ని అందించండి.

నేను మీకు ప్రేమ మరియు స్నేహాన్ని ఇస్తాను.
నేను నిన్ను ప్రేమిస్తున్నాను
నువ్వు నా స్నేహితుడు కూడా

దయచేసి బిగ్గరగా చెప్పకండి, కానీ మీ హృదయం నుండి గుసగుసలాడుకోండి. ప్రతి శ్వాసతో దీన్ని పునరావృతం చేయండి. సౌకర్యవంతమైన వరకు పునరావృతం చేయండి. మీకు ఇప్పుడు సమయం ఉంటే, ధ్యానం చేయండి.

మీ హృదయం నుండి ఉద్భవించే ప్రేమ మరియు స్నేహం యొక్క శక్తిని మీలో ఎవరైనా అనుభవించగలరా? లేదా వారు మనకు చిత్రాలు, శబ్దాలు లేదా కథలు వంటి వివిధ రూపాల్లో ఏదైనా చూపవచ్చు.

మీరు అలాంటి అనుభూతిని అనుభవిస్తే, వెనుకడుగు వేయకండి, మిమ్మల్ని మీరు మరింత చూడాలని కోరుకునేలా చేయండి మరియు ప్రతిఘటన లేకుండా ముందుకు సాగండి మరియు అనుభవించండి. మీలో అంతర్లీనంగా ఉన్న జీవి కదలడం ప్రారంభించిందని ఇది రుజువు.

మీరు దానిని మరచిపోయే ముందు ఏమి జరిగిందో నోట్ చేసుకోండి.
నా పుస్తకం ఈ మెమో నుండి రూపొందించబడింది.

ఈ "థైమస్ యాక్టివేషన్ను ప్రోత్సహించే పద్ధతులు" ద్వారా పొందిన జ్ఞానం పుస్తకంగా మారింది. "Amazon"లో అందుబాటులో ఉంది. మీకు ఆసక్తి ఉంటే దయచేసి కొనుగోలు చేయండి.

తెలుగు మరియు జపనీస్ భాషలలో ద్విభాషా పుస్తకం

Amazon Paperback:

యునైటెడ్ కింగ్‌డమ్: https://www.amazon.co.uk/dp/B0BM279JGB

ఫ్రాన్స్: https://www.amazon.fr/dp/B0BM279JGB

స్పెయిన్: https://www.amazon.es/dp/B0BM279JGB

ఇటలీ: https://www.amazon.it/dp/B0BM279JGB

జర్మనీ: https://www.amazon.de/dp/B0BM279JGB

నెదర్లాండ్స్: https://www.amazon.nl/dp/B0BM279JGB

పోలాండ్: https://www.amazon.pl/dp/B0BM279JGB

స్వీడన్: https://www.amazon.se/dp/B0BM279JGB

యునైటెడ్ స్టేట్స్: https://www.amazon.com/dp/B0BM279JGB

కెనడా: https://www.amazon.ca/dp/B0BM279JGB

ఆస్ట్రేలియా: https://www.amazon.com.au/dp/B0BM279JGB

జపాన్: https://www.amazon.co.jp/dp/B0BM279JGB

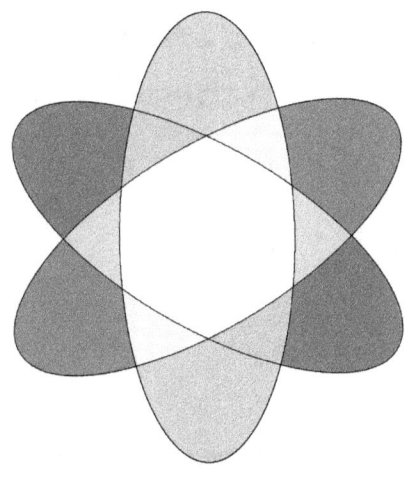

ಕನ್ನಡ (KANNADA)

ಥೈಮಸ್ ಆಕ್ಟಿವೇಶನ್ ಹೀಲಿಂಗ್

ನಿಮ್ಮ ಎಡಗೈಯ ಹೆಬ್ಬೆರಳನ್ನು ನಿಮ್ಮ ಎಡ ಕಾಲರ್ಬೋನ್ ಮೇಲೆ ಇರಿಸಿ. ನಿಮ್ಮ ಎಡಗೈಯ ತೋರು ಬೆರಳನ್ನು ನಿಮ್ಮ ಬಲ ಕಾಲರ್ಬೋನ್ ಮೇಲೆ ಇರಿಸಿ.

ನಿಮ್ಮ ಬಲಗೈಯ ಹೆಬ್ಬೆರಳನ್ನು ನಿಮ್ಮ ಎಡಗೈಯ ತೋರು ಬೆರಳಿನ ಮೇಲೆ ಇರಿಸಿ. ನಿಮ್ಮ ಬಲಗೈಯ ತೋರು ಬೆರಳನ್ನು ನಿಮ್ಮ ಎಡಗೈಯ ಹೆಬ್ಬೆರಳಿನ ಮೇಲೆ ಇರಿಸಿ.

ಅಲ್ಲಿ ನಿಮ್ಮ ಥೈಮಸ್ ಅನ್ನು ಕಲ್ಪಿಸಿಕೊಳ್ಳಿ.

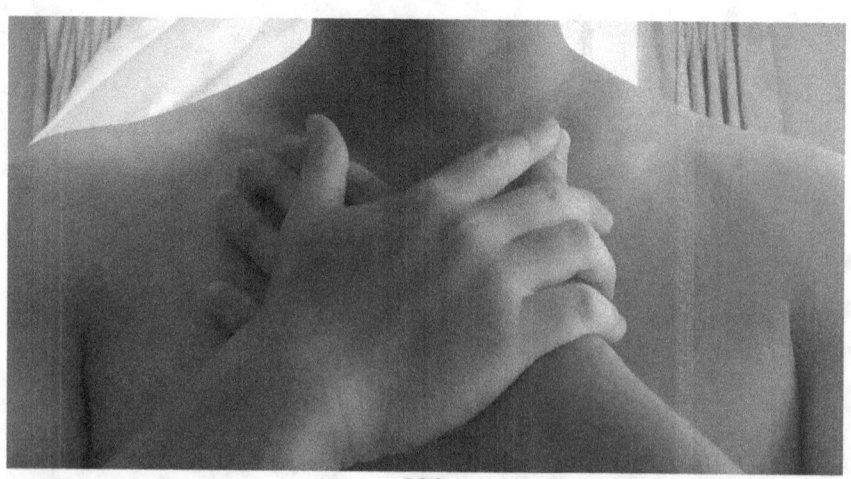

200

ನಿಮ್ಮ ಉಸಿರಾಟದ ಮೇಲೆ ಕೇಂದ್ರೀಕರಿಸಿ ಮತ್ತು ನೀವು ಬಿಡುವಾಗ ನಿಮ್ಮ ಥೈಮಸ್‌ಗೆ ಪ್ರೀತಿ ಮತ್ತು ಸ್ನೇಹವನ್ನು ನೀಡಿ.

ನನ್ನ ಪ್ರೀತಿ ಮತ್ತು ಸ್ನೇಹವನ್ನು ನಾನು ನಿಮಗೆ ಅರ್ಪಿಸುತ್ತೇನೆ.
ನಾನು ನಿನ್ನನ್ನು ಪ್ರೀತಿಸುತ್ತೇನೆ
ನೀನು ನನ್ನ ಸ್ನೇಹಿತ ಕೂಡ

ದಯವಿಟ್ಟು ಅದನ್ನು ಜೋರಾಗಿ ಹೇಳಬೇಡಿ, ಆದರೆ ನಿಮ್ಮ ಹೃದಯದಿಂದ ಪಿಸುಮಾತು ಮಾಡಿ. ಪ್ರತಿ ಉಸಿರಿನೊಂದಿಗೆ ಇದನ್ನು ಪುನರಾವರ್ತಿಸಿ. ಆರಾಮದಾಯಕವಾಗುವವರೆಗೆ ಪುನರಾವರ್ತಿಸಿ. ನಿಮಗೆ ಈಗ ಸಮಯವಿದ್ದರೆ, ಧ್ಯಾನ ಮಾಡಿ.

ನಿಮ್ಮ ಹೃದಯದ ಕೇಂದ್ರದಿಂದ ಹೊರಹೊಮ್ಮುವ ಪ್ರೀತಿ ಮತ್ತು ಸ್ನೇಹದ ಶಕ್ತಿಯನ್ನು ನಿಮ್ಮಲ್ಲಿ ಯಾರಾದರೂ ಅನುಭವಿಸಬಹುದೇ? ಅಥವಾ ಬಹುಶಃ ನೀವು ನನಗೆ ಚಿತ್ರ, ಧ್ವನಿ, ಕಥೆಯಂತಹದನ್ನು ತೋರಿಸಬಹುದು.

ನೀವು ಹಾಗೆ ಭಾವಿಸಿದರೆ, ವಿರೋಧಿಸಬೇಡಿ ಮತ್ತು ಮುಂದೆ ಹೋಗಿ ಮತ್ತು ನೀವು ಇನ್ನಷ್ಟು ನೋಡಲು ಬಯಸಿದಂತೆ ಅದನ್ನು ಅನುಭವಿಸಿ. ನಿಮ್ಮ ಆಂತರಿಕ ಅಸ್ತಿತ್ವವು ಚಲಿಸಲು ಪ್ರಾರಂಭಿಸುತ್ತಿದೆ ಎಂಬುದಕ್ಕೆ ಇದು ಪುರಾವೆಯಾಗಿದೆ.

ನೀವು ಅದನ್ನು ಮರೆಯುವ ಮೊದಲು ಏನಾಯಿತು ಎಂಬುದನ್ನು ಗಮನಿಸಿ.

ನನ್ನ ಪುಸ್ತಕವನ್ನು ಈ ಜ್ಞಾಪಕದಿಂದ ರಚಿಸಲಾಗಿದೆ.

ಈ "ಥೈಮಸ್ ಆಕ್ಟಿವೇಶನ್ ಹೀಲಿಂಗ್" ನ ಇತಿಹಾಸವು ಒಂದು ಪುಸ್ತಕವಾಗಿದೆ. "Amazon" ನಲ್ಲಿ ಲಭ್ಯವಿದೆ. ನಿಮಗೆ ಆಸಕ್ತಿ ಇದ್ದರೆ ದಯೆವಿಟ್ಟು ಖರೀದಿಸಿ.

ಕನ್ನಡ ಮತ್ತು ಜಪಾನೀಸ್ ದ್ವಿಭಾಷಾ ಪುಸ್ತಕಗಳು

Amazon Paperback:

ಯುನೈಟೆಡ್ ಕಿಂಗ್‌ಡಮ್: https://www.amazon.co.uk/dp/B0BM3LJ5S5

ಫ್ರಾನ್ಸ್: https://www.amazon.fr/dp/B0BM3LJ5S5

ಸ್ಪೇನ್: https://www.amazon.es/dp/B0BM3LJ5S5

ಇಟಲಿ: https://www.amazon.it/dp/B0BM3LJ5S5

ಜರ್ಮನಿ: https://www.amazon.de/dp/B0BM3LJ5S5

ನೆದರ್ಲ್ಯಾಂಡ್ಸ್: https://www.amazon.nl/dp/B0BM3LJ5S5

ಪೋಲೆಂಡ್: https://www.amazon.pl/dp/B0BM3LJ5S5

ಸ್ವೀಡನ್: https://www.amazon.se/dp/B0BM3LJ5S5

ಯುನೈಟೆಡ್ ಸ್ಟೇಟ್ಸ್: https://www.amazon.com/dp/B0BM3LJ5S5

ಕೆನಡಾ: https://www.amazon.ca/dp/B0BM3LJ5S5

ಆಸ್ಟ್ರೇಲಿಯಾ: https://www.amazon.com.au/dp/B0BM3LJ5S5

ಜಪಾನ್: https://www.amazon.co.jp/dp/B0BM3LJ5S5

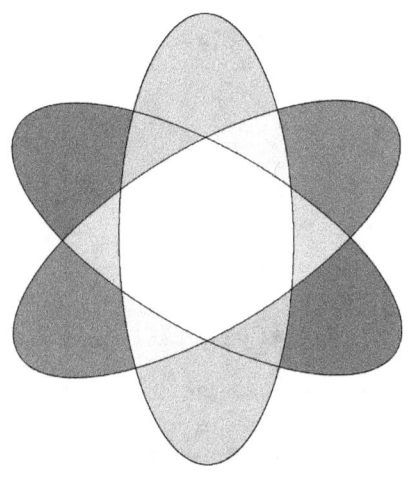

മലയാളം (MALAYALAM)

തൈമസ് ആക്ടിവേഷൻ ഹീലിംഗ്

നിങ്ങളുടെ ഇടതുകൈയുടെ തള്ളവിരൽ ഇടത് കോളർബോണിന് മുകളിൽ വയ്ക്കുക. നിങ്ങളുടെ ഇടത് കൈയുടെ ചൂണ്ടുവിരൽ നിങ്ങളുടെ വലത് കോളർബോണിന് മുകളിൽ വയ്ക്കുക.

നിങ്ങളുടെ വലതു കൈയുടെ തള്ളവിരൽ ഇടത് കൈയുടെ ചൂണ്ടുവിരലിൽ വയ്ക്കുക. നിങ്ങളുടെ വലതു കൈയുടെ ചൂണ്ടുവിരൽ നിങ്ങളുടെ ഇടതു കൈയുടെ തള്ളവിരലിൽ വയ്ക്കുക.

ഇത് കൃത്യമല്ല, പക്ഷേ തൈമസ് ഏകദേശം അവിടെ ഉണ്ടെന്ന് സങ്കൽപ്പിക്കുക.

നിങ്ങളുടെ ശ്വസനത്തിൽ ശ്രദ്ധ കേന്ദ്രീകരിക്കുക. നിങ്ങൾ ശ്വാസം വിടുമ്പോൾ, തൈമസിന് സ്നേഹവും സൗഹൃദവും നൽകുക.

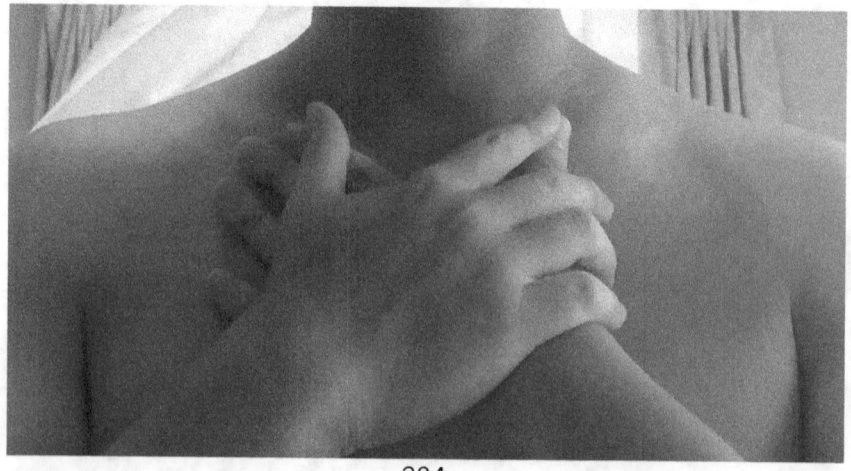

എന്റെ സ്നേഹവും സൗഹൃദവും ഞാൻ നിങ്ങൾക്ക് വാഗ്ദാനം ചെയ്യുന്നു.
ഞാൻ നിന്നെ സ്നേഹിക്കുന്നു
നീയും എന്റെ സുഹൃത്താണ്

ദയവായി ഇത് ഉറക്കെ പറയരുത്, മറിച്ച് നിങ്ങളുടെ ഹൃദയത്തിൽ നിന്ന് മന്ത്രിക്കുക. ഓരോ ശ്വാസത്തിലും ഇത് ആവർത്തിക്കുക. സുഖപ്രദമായ വരെ ആവർത്തിക്കുക. നിങ്ങൾക്ക് ഇപ്പോൾ സമയമുണ്ടെങ്കിൽ, ധ്യാനം ചെയ്യുക.

നിങ്ങളുടെ ഹൃദയത്തിൽ നിന്നുയരുന്ന സ്നേഹത്തിന്റെയും സൗഹൃദത്തിന്റെയും ഊർജം നിങ്ങളിൽ ആർക്കെങ്കിലും അനുഭവിക്കാൻ കഴിയുമോ? അല്ലെങ്കിൽ അവർ ഒരു ചിത്രം, ഒരു ശബ്ദം, ഒരു കഥ പോലെ എന്തെങ്കിലും നിങ്ങൾക്ക് കാണിച്ചേക്കാം.

നിങ്ങൾക്ക് അങ്ങനെ ഒരു തോന്നൽ അനുഭവിക്കാൻ കഴിയുമെങ്കിൽ, പിടിച്ചുനിൽക്കരുത്, കൂടുതൽ കാണണം എന്ന മട്ടിൽ എതിർക്കാതെ മുന്നോട്ട് പോയി അനുഭവിക്കുക. സ്വത്വത്തിൽ അന്തർലീനമായ അസ്തിത്വം ചലിക്കാൻ തുടങ്ങുന്നു എന്നതിന്റെ തെളിവാണിത്.

ധ്യാനത്തിനു ശേഷം

നിങ്ങൾ അത് മറക്കുന്നതിന് മുമ്പ് എന്താണ് സംഭവിച്ചതെന്ന് എഴുതുക. ഈ മെമ്മോയിൽ നിന്നാണ് എന്റെ പുസ്തകം നിർമ്മിച്ചിരിക്കുന്നത്.

ഈ "തൈമസ് ആക്ടിവേഷൻ ഹീലിംഗ്" നിന്ന് നേടിയ അറിവ് ഒരു പുസ്തകമായി മാറിയിരിക്കുന്നു. "Amazon" ൽ ലഭ്യമാണ്. നിങ്ങൾക്ക് താൽപ്പര്യമുണ്ടെങ്കിൽ ദയവായി വാങ്ങുക.

മലയാളത്തിലും ജപ്പാനിലുമായി ദ്വിഭാഷാ പുസ്തകം
Amazon Paperback:
യുണൈറ്റഡ് കിംഗ്ഡം: https://www.amazon.co.uk/dp/B0BMSZS8XL
ഫ്രാൻസ്: https://www.amazon.fr/dp/B0BMSZS8XL
സ്പെയിൻ: https://www.amazon.es/dp/B0BMSZS8XL
ഇറ്റലി: https://www.amazon.it/dp/B0BMSZS8XL
ജർമ്മനി: https://www.amazon.de/dp/B0BMSZS8XL
നെതർലാൻഡ്സ്: https://www.amazon.nl/dp/B0BMSZS8XL
പോളണ്ട്: https://www.amazon.pl/dp/B0BMSZS8XL
സ്വീഡൻ: https://www.amazon.se/dp/B0BMSZS8XL
യുണൈറ്റഡ് സ്റ്റേറ്റ്സ്: https://www.amazon.com/dp/B0BMSZS8XL
കാനഡ: https://www.amazon.ca/dp/B0BMSZS8XL
ഓസ്ട്രേലിയ: https://www.amazon.com.au/dp/B0BMSZS8XL
ജപ്പാൻ: https://www.amazon.co.jp/dp/B0BMSZS8XL

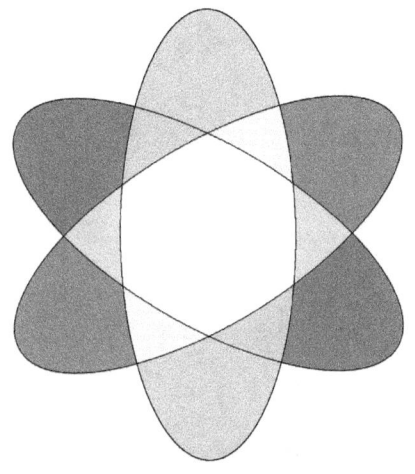

தமிழ் (TAMOUL)

தைமஸைச் செயல்படுத்த குணப்படுத்துதல்

உங்கள் இடது கையின் கட்டைவிரலை உங்கள் இடது காலர்போனின் மேல் வைக்கவும். உங்கள் இடது கையின் ஆள்காட்டி விரலை உங்கள் வலது காலர்போனுக்கு மேலே வைக்கவும்.

உங்கள் வலது கையின் கட்டைவிரலை உங்கள் இடது கையின் ஆள்காட்டி விரலில் வைக்கவும். உங்கள் வலது கையின் ஆள்காட்டி விரலை உங்கள் இடது கையின் கட்டைவிரலில் வைக்கவும்.

சரியாக இல்லை, ஆனால் தைமஸ் உள்ளது என்று கற்பனை செய்து பாருங்கள்.

உங்கள் சுவாசத்தில் கவனம் செலுத்துங்கள் மற்றும் நீங்கள் சுவாசிக்கும்போது உங்கள் தைமஸுக்கு அன்பையும் நட்பையும் வழங்குங்கள்.

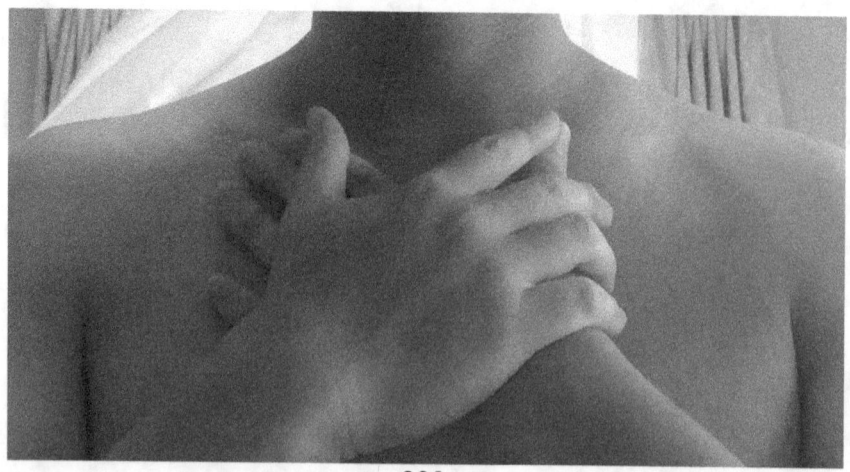

நான் உங்களுக்கு அன்பையும் நட்பையும் தருகிறேன்.
நான் உன்னை நேசிக்கிறேன்.
நீயும் என் நண்பன்.

தயவு செய்து அதை சத்தமாக சொல்லாதீர்கள், ஆனால் உங்கள்
இதயத்திலிருந்து கிசுகிசுக்கவும். ஒவ்வொரு சுவாசத்திலும் இதை
மீண்டும் செய்யவும். வசதியாக இருக்கும் வரை மீண்டும் செய்யவும்.
உங்களுக்கு இப்போது நேரம் இருந்தால், தியானம் செய்யுங்கள்.

உங்கள் இதயத்திலிருந்து வெளிப்படும் அன்பு மற்றும் நட்பின்
ஆற்றலை உங்களில் யாராவது உணர முடியுமா? அல்லது படங்கள்,
ஒலிகள் அல்லது கதைகள் போன்ற பல்வேறு வடிவங்களில் நீங்கள்
எதையாவது பார்க்க முடியும். அல்லது நீங்கள் எதையாவது
உணரலாம்.

அந்த உணர்வை உங்களால் உணர முடிந்தால், பின்வாங்காதீர்கள்,
மேலும் பார்க்க விரும்புவது போல் உணருங்கள், மேலும் எதிர்ப்பின்றி
அதை அனுபவிக்கவும். சுயத்தில் உள்ளார்ந்த இருப்பு நகரத்
தொடங்குகிறது என்பதற்கு இது சான்று.

மேலும், நீங்கள் அதை மறப்பதற்கு முன் என்ன நடந்தது என்பதைக்
குறித்து வைத்துக் கொள்ளுங்கள்.

எனது புத்தகம் இந்த நினைவுக் குறிப்பில் இருந்து உருவாக்கப்பட்டது.

இந்த "தைமஸைச் செயல்படுத்த குணப்படுத்துதல்" மூலம் பெற்ற அறிவு புத்தகமாகிவிட்டது. "Amazon" இல் கிடைக்கிறது. நீங்கள் ஆர்வமாக இருந்தால் வாங்கவும்.

தமிழ் மற்றும் ஜப்பானிய இருமொழி புத்தகம்
Amazon Paperback:
யுனைடெட் கிங்டம்: https://www.amazon.co.uk/dp/B0BLB9HVZV
பிரான்ஸ்: https://www.amazon.fr/dp/B0BLB9HVZV
ஸ்பெயின்: https://www.amazon.es/dp/B0BLB9HVZV
இத்தாலி: https://www.amazon.it/dp/B0BLB9HVZV
ஜெர்மனி: https://www.amazon.de/dp/B0BLB9HVZV
நெதர்லாந்து: https://www.amazon.nl/dp/B0BLB9HVZV
போலந்து: https://www.amazon.pl/dp/B0BLB9HVZV
ஸ்வீடன்: https://www.amazon.se/dp/B0BLB9HVZV
யுனைடெட் ஸ்டேட்ஸ்: https://www.amazon.com/dp/B0BLB9HVZV
கனடா: https://www.amazon.ca/dp/B0BLB9HVZV
ஆஸ்திரேலியா: https://www.amazon.com.au/dp/B0BLB9HVZV
ஜப்பான்: https://www.amazon.co.jp/dp/B0BLB9HVZV

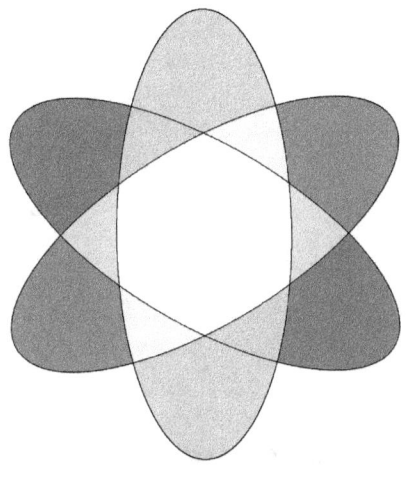

ދިވެހި (DIVÉHI)

މާއިދަން އަހާބީވާޤީ ވަން ފުރުދުޤު ކުރަންތާ ޖެއް

އިސްރަވީލުގެ ބޮޑި އިސްރަޢާއްޒާރި ނޫރާޒަތަރު ޝޯރާޒަތަރު އިސްރަވީލު ކަނޑަރު އަދި ވާޤު ކުޅުވިޑަރުޤަ
ބަހަބިޤުނަރު ކުޤަޖު އައްހާނުރުޤުނަރު ބަސޫވިޤަ އައްޒުޤު ނަރު އައި އަދި އަޤަނަޑައި
މާއިދަން އައި ހުރު ކަޤަން ބަބަޢައްބޫ ކުނޫރުޤައްޤަނަރު ޤައްޒިޤައިސް ނޫޤު ޑުޤުޤަރިޤު،
ތިޤައްޤު ޤުޤުޤާޤި އާޤޫޤިރުކަން ތިޤައްޤު މާއިދަންޑަން ހުޤަރަޤިޤުނަރު

އަޤި ޔިޤު ޘޫ ޤަޤު އަންނާ ޤުޤަރުނާޤުނޮޤިޤޫ
އަހަޤަރުން ތިޤު ކުޤި ޤާޖަރ ޤޫޙަޤަން
ތިޤި އަހަޤަރުންޤެ އައްޤަރިއަޤުޤަރޫ

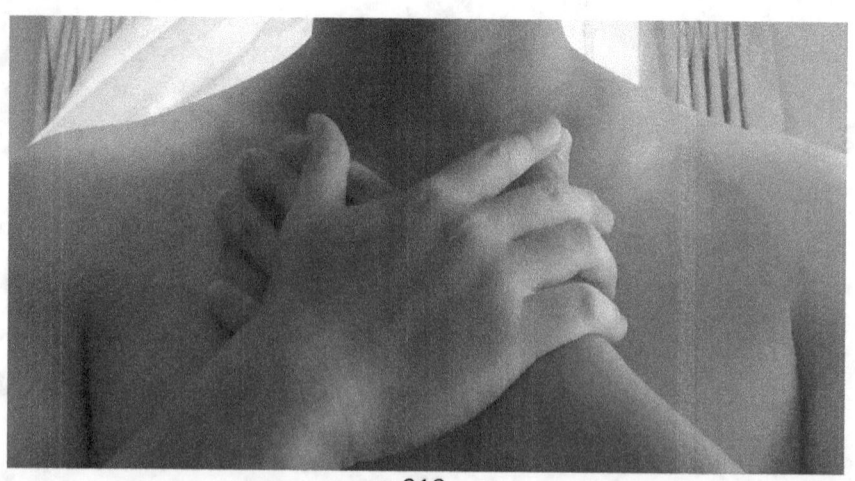

212

އަޅުގަނޑުން ނުގެންދާ، ހަމައެކަނި ހަމައެކަނި ރިތުން ބޭނުންވޭ

ކުރުން ނުފުޅުއައިކުން މިކަން ބަލިބަދު ކުރަންވޭ

އަރުމަވާނދުރުން ބަލިބަދު ކުރަންވޭ

މިހާރު ވަހަމު ފިތިއޭނެހަރަ ދޭޚޭނޫން ކުރަންވޭ

ރިތުން ނިރުނަންނުރ ޅޫގޭޝި އެއަވޭރުކަދޭ ހަވަޅ ޗިއަޅއިދުރުޝނޭ ޗޭޅިދުރުން އެއުވޭން
މިހާކަން އިހިސަދު ކުރުވޭނަރ ހައުޅޭ؟ ޝަވަޅ ޅަސުވިރުޅަހަޅި އައުޅަހަޅި ޗޫހަޅަޅު ޅަހި
އުރި ޗުޅޭޅޭނު އަޅުޅައިޗިންޘުޝނޭރުނަރ އެއހަޅޭ ޅަޗޫޗަޝނުއެއޭ

އައުޅޭޅ އިހިސަދު ކުރުވޭނަރޒ ޅުޅުޅ ޝުރަޅޮ ކުޅިހަޅި ކުޅިރުއަޅ ޗޫޝ އިޗުޅުރުޝ ޗޯޅުޝ
ޗޯޝނުޝ ޅަހަޅިޝ އަޅޮޅ ޗޮޗޭރުޗ ކުޅިޝނޭ

މިރި ޗުޗޭޅ އެއޭޅޭޅ ޗޮޝޭޅޮޅ ހަރޮޅޮޗޮޗޭރުޅޭން ޗޮޝޅޮޅިޗ ކަދޭ ހައޮޅޮޅޭ

ދޭޚޭނޫން އަޅޮ ޅޮރ އަޅޭ

އަޅޮޅ ހަނދޮޅޮ ނަޗޮޗޮޅޮޅޭ ކުޅޮޅޮ ރިސުރޮ ކަޝނޮޅ ޝުރޮ ކުޅިޝނޭ
އަޅޮޅޭ ޗޭޅޮޅ ދި ނޮޗޮޗޮޅޮޅ އަޅޮޅޮޗޮޝނޮ ޗޮޅޮޅޮޅ

213

සිංහල (CINGALAIS)

තයිමස් සක්‍රිය කිරීම සඳහා සුව කිරීම

ඔබේ වම් අතේ මාපටැඟිල්ල ඔබේ වම් කරපටිය මත තබන්න. ඔබේ වම් අතේ දබර ඇඟිල්ල ඔබේ දකුණු කරපටියට ඉහළින් තබන්න.

ඔබේ දකුණු අතේ මාපටැඟිල්ල ඔබේ වම් අතේ දබර ඇඟිල්ල මත තබන්න. ඔබේ දකුණු අතේ දබර ඇඟිල්ල ඔබේ වම් අතේ මාපටැඟිල්ල මත තබන්න.

ඔබේ තයිමස් එහි ඇති බව සිතන්න.

ඔබේ හුස්ම ගැන අවධානය යොමු කරන්න.

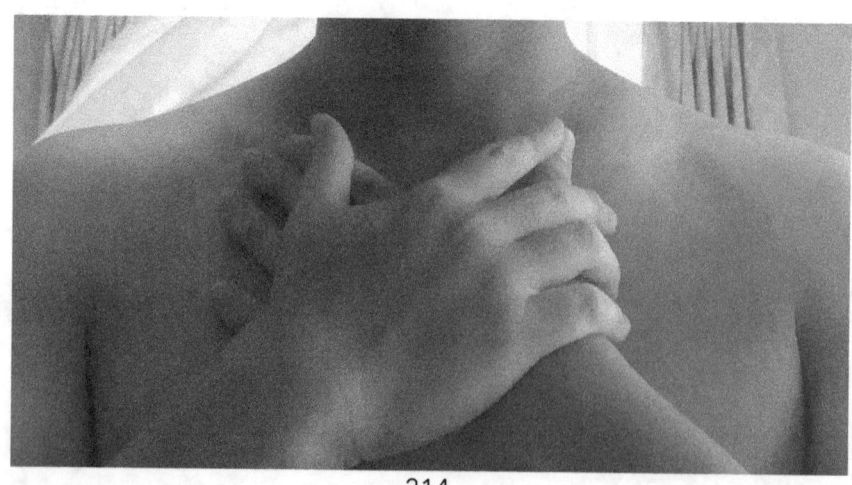

ඔබ ඔබේ පෙණහලුවලින් හුස්ම ගන්නා විට, ඔබේ තයිමස් වෙත ආදරය සහ මිත්‍රත්වය පිරිනමන්න.

මම ඔබට ආදරය හා මිත්‍රත්වය ලබා දෙමි.
මම ඔයාට ආදරෙයි
ඔබත් මගේ මිතුරෙක්

කරුණාකර එය ශබ්ද නඟා නොකියන්න, නමුත් ඔබේ හදවතට කොඳුරන්න. සෑම හුස්මක් සමඟම මෙය නැවත කරන්න. සුවපහසු වන තෙක් නැවත නැවත කරන්න. වෙලාවක් ඇත්නම් භාවනා කරන්න.

ආදරයේ සහ මිත්‍රත්වයේ ශක්තිය ඔබේ හදවතේ කේන්ද්‍රයෙන් නික්මෙන බව ඔබෙන් කිසිවකුට දැනෙනවාද? එසේත් නැතිනම් පින්තූරයක්, ශබ්දයක් හෝ කතාවක් වැනි යමක් දැකීමට හෝ දැනීමට ඔබට හැකි වනු ඇත.

ඔබට එවැනි හැඟීමක් දැනෙනවා නම්, විරුද්ධ නොවී ඉදිරියට ගොස් ඔබට තවත් දැකීමට අවශ්‍ය පරිදි එය අත්විඳින්න. ආත්මභාවයට ආවේණික පැවැත්ම චලනය වීමට පටන් ගෙන ඇති බවට මෙය සාක්ෂියකි.

භාවනාවෙන් පසු

ඔබට එය අමතක වීමට පෙර සිදු වූ දේ ලියන්න.

මගේ පොත හැඳුවේ මේ මතකයෙන්.

नेपाली (NÉPALAIS)

थाइमस सक्रियता प्रर्वद्धन गर्ने तरिकाहरू

आफ्नो बायाँ हात को औंला आफ्नो बायाँ कलरबोन को माथि राख्नुहोस्। आफ्नो बायाँ हातको तर्जनी आफ्नो दाहिने कलरबोन माथि राख्नुहोस्।

आफ्नो दाहिने हातको औंला आफ्नो देब्रे हातको तर्जनीको औंलामा राख्नुहोस्। आफ्नो दाहिने हातको तर्जनीलाई आफ्नो बायाँ हातको औंलामा राख्नुहोस्।

त्यहाँ तपाईंको थाइमस कल्पना गर्नुहोस्।

आफ्नो सास मा ध्यान केन्द्रित गर्नुहोस् र आफ्नो थाइमस लाई प्रेम र मित्रता प्रस्ताव गर्नुहोस् जब तपाईं सास फेर्नुहुन्छ।

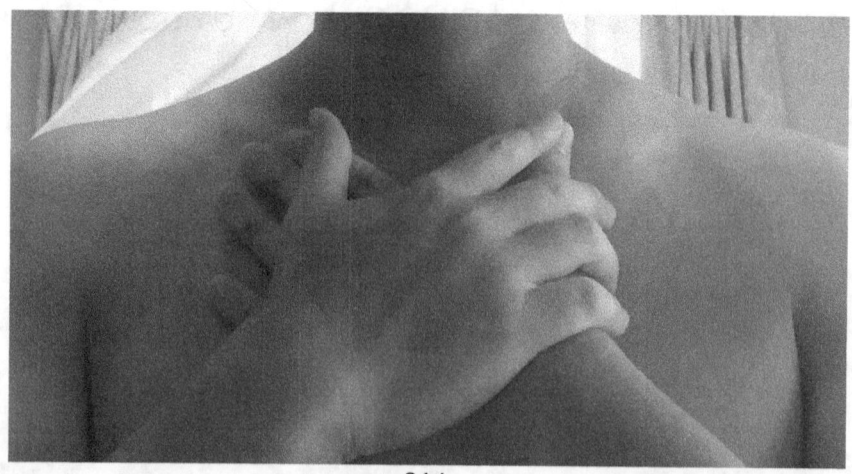

म तिमीलाई माया र मित्रता दिन्छु।

म तिमीलाई माया गर्छु

तिमी मेरो साथी पनि हौ

कृपया यसलाई चर्को स्वरले नभन्नुहोस्, तर आफ्नो हृदयमा कानाफूसी गर्नुहोस्। प्रत्येक सास संग यो दोहोर्याउनुहोस्। सहज नभएसम्म दोहोर्याउनुहोस्। यदि तपाईंसँग अहिले समय छ भने, ध्यान गर्नुहोस्।

के तपाईहरु मध्ये कसैले तपाईको हृदयबाट निस्केको प्रेम र मित्रताको उर्जा महसुस गर्न सक्नुहुन्छ? वा सायद तपाईले मलाई चित्र, ध्वनि, कथा जस्ता केही देखाउन सक्नुहुन्छ।

यदि तपाईलाई त्यस्तो लाग्छ भने, पछाडि नराख्नुहोस् र अगाडि बढ्नुहोस् र यसलाई अनुभव गर्नुहोस् जस्तो कि तपाई यसलाई अझ धेरै हेर्न चाहनुहुन्छ। यो प्रमाण हो कि तपाईको भित्री अस्तित्व चल्न थालेको छ।

तपाईले बिर्सनु अघि के भयो भनेर नोट गर्नुहोस्।

मेरो किताब यही मेमोबाट बनेको हो।

संस्कृत (SANSCRIT)

थाइमस के सक्रियण को कैसे बढ़ावा दें

वामस्कन्धस्य पुरतः अस्थिस्य उपरि वामहस्तस्य अङ्गुष्ठं स्थापयतु ।
वामहस्तस्य तर्जनीं दक्षिणस्कन्धस्य पुरतः अस्थिस्य उपरि स्थापयन्तु ।

दक्षिणहस्तस्य अङ्गुष्ठं वामहस्तस्य तर्जनीयां स्थापयन्तु ।
दक्षिणहस्तस्य तर्जनीं वामहस्तस्य अङ्गुष्ठे स्थापयन्तु ।

न सटीकं, परन्तु कल्पयतु यत् थाइमस् रूक्षतया तत्र अस्ति।

निःश्वासं प्रति एकाग्रतां कृत्वा निःश्वासं गच्छन् स्वस्य थाइमसस्य प्रेम्णः मैत्रीं च अर्पयन्तु ।

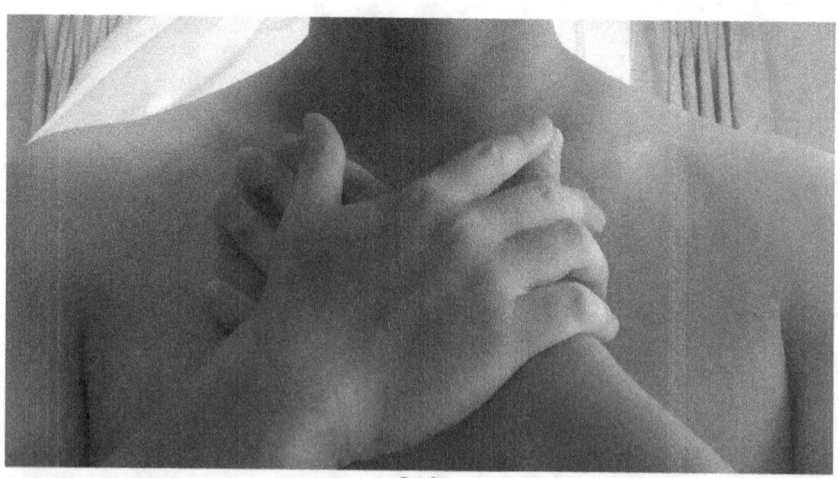

218

अहं भवन्तं प्रेमं मैत्रीं च ददामि।

त्वां कामयामि

त्वमपि मम मित्रम् असि

उच्चैः न वदतु, किन्तु हृदये कुहूकुहू कुरुत । प्रत्येकं श्वासेन सह एतत् पुनः पुनः कुर्वन्तु। आरामदायक होने तक दोहराएं। यदि भवतः इदानीं समयः अस्ति तर्हि यथावत् ध्यानं कुर्मः।

किं भवद्भिः कश्चित् हृदयस्य केन्द्रात् निर्गच्छन्तीं प्रेम-मैत्री-शक्तिं अनुभवितुं शक्नोति ? अथवा ते भवन्तं किमपि दर्शयन्ति, यथा चित्रं, शब्दः, कथा।

यदि भवन्तः तथैव अनुभवन्ति तर्हि न धारयन्तु अग्रे गत्वा अधिकं द्रष्टुम् इच्छन्ति इव तस्य अनुभवं कुर्वन्तु। त्वयि निहितः अन्तः सत्त्वः चलितुं आरभते इति प्रमाणमिदम् ।

ध्यानं कृत्वा

यदा भवन्तः प्रेमस्य मैत्रीयाः च ऊर्जां विस्मर्तुं पूर्वं प्रयुञ्जते तदा किं भवति इति टिप्पणीं कुर्वन्तु।

मम पुस्तकम् अस्मात् ज्ञापनपत्रात् निर्मितम् अस्ति।

भोजपुरी (BHODJPOURI)

थाइमस के सक्रिय करे खातिर हीलिंग

अपना बायां हाथ के अंगूठा के अपना बायां हंसली के ऊपर रखीं।
अपना बायां हाथ के तर्जनी के अपना दाहिना हंसली के ऊपर राखीं।

अपना दाहिना हाथ के अंगूठा के अपना बायां हाथ के तर्जनी प राखी।
अपना दाहिना हाथ के तर्जनी के अपना बायां हाथ के अंगूठा प राखी।

कल्पना करीं कि ओहिजा एगो थाइमस बा।

अपना साँस लेबे पर ध्यान दीं।
साँस छोड़त घरी थाइमस के प्यार आ दोस्ती के पेशकश करीं।

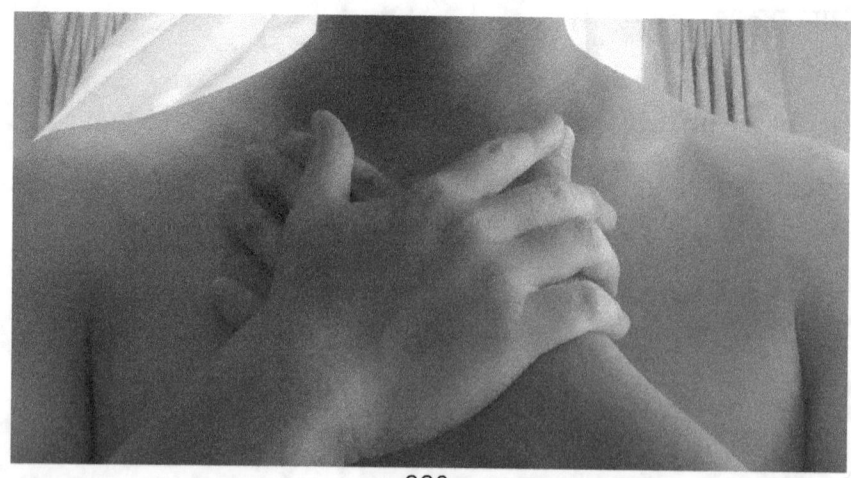

हम तोहरा के प्यार आ दोस्ती देत बानी।

हम तोहसे प्यार करेलीं।

तू भी हमार दोस्त हउअ।

कृपया जोर से मत कहें, बलुक दिल में फुसफुसाएं। हर साँस के साथे एकरा के दोहराईं। आरामदायक होखे तक दोहराईं। समय बा त ध्यान करीं।

का रउरा सभे में से केहू अपना दिल के केंद्र से निकलत प्रेम आ दोस्ती के ऊर्जा के महसूस कर सकेला? भा शायद रउरा हमरा के कुछ देखा सकीलें, जइसे कि कवनो तस्वीर, कवनो आवाज, कवनो कहानी।

अगर रउरा अइसन लागत बा त रोक मत राखीं आ आगे बढ़ीं आ एकर अनुभव अइसे करीं जइसे रउरा एकरा के अउरी देखल चाहत बानी। ई एह बात के प्रमाण बा कि आत्म में निहित अस्तित्व चले लागल बा।

ध्यान कइला के बाद।

प्यार अवुरी दोस्ती के ऊर्जा के इस्तेमाल कईला प ओकरा के भुलाए से पहिले का होखेला, एकर नोट करीं।

हमार किताब एह ज्ञापन से बनल बा।

मैथिली (MAÏTHILI)

थाइमस सक्रिय करने के लिये हीलिंग

अपन बामा हाथक अंगूठा कें बामा हंसली सँ ऊपर राखू।
बामा हाथ के सूचकांक आँगुर दाहिना हंसली के ऊपर सेट करू।

अपन दहिना हाथक अंगूठा कें अपन बामा हाथक सूचकांक आँगुर पर राखू।
अपन दहिना हाथक सूचकांक आँगुर बामा हाथक अंगूठा पर राखू।

ई सटीक नहिं अछि, मुदा कल्पना करू जे थाइमस मोटा-मोटी ओतय अछि।

अपन साँस पर ध्यान दियौ आ साँस छोड़ैत काल अपन थाइमस के प्रेम आ दोस्ती के पेशकश करू।

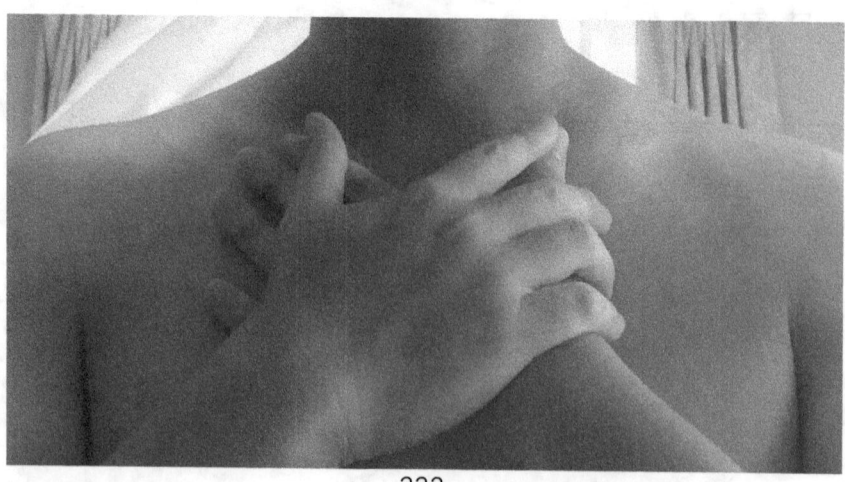

हम अहाँ के प्रेम आ मित्रता दैत छी।

हम अहां सँ प्रेम करैत छी।

अहाँ सेहो हमर मित्र छी।

कृपया जोर सँ निहि कहू, बल्कि मोन मे फुसफुसाउ। एक-एक साँसक संग एकरा दोहराउ। आरामदायक होने तक दोहराएँ। अखन समय अछि त ध्यान करू।

की अहाँ मे सँ कियो अपन हृदयक केंद्र सँ निकलैत प्रेम आ मित्रताक ऊर्जा कैं महसूस क' सकैत छी? आकि शायद अहाँ हमरा किछु देखा सकैत छी, जेना कोनो चित्र, कोनो ध्विन, कोनो कथा।

अगर अहां के एहन लागय त रोकय के काज निहि करू आओर आगू बढ़ू आओर एकर अनुभव एना करू जेना अहां एकरा आओर देखय चाहय छी. ई प्रमाण अछि जे अहाँक भीतरक अस्तित्त्व गतिमान होबय लागल अछि।

ध्यान के बाद।

प्रेम आ दोस्ती के ऊर्जा के उपयोग करय पर ओकरा बिसरय सं पिहने की होएत अछि एकर नोट करू।

हमर पोथी एहि ज्ञापन स बनल अछि।

ଓଡ଼ିଆ (ODIA (ORIYA))

ଥାଇମସ୍ ଆକ୍ଟିଭେସନ୍ ଆରୋଗ୍ୟ ।

ଆପଣଙ୍କର ବାମ ହାତର ଆଙ୍ଗୁଠିକୁ ଆପଣଙ୍କର ବାମ କଲରବୋନ୍ ଉପରେ ରଖନ୍ତୁ । ଆପଣଙ୍କର ବାମ ହାତର ଇଣ୍ଡେକ୍ସ ଆଙ୍ଗୁଠିକୁ ଆପଣଙ୍କର ଦାହାଣ କଲାରବୋନ ଉପରେ ରଖନ୍ତୁ । ତୁମର ଦାହାଣ ହାତର ଆଙ୍ଗୁଠିକୁ ତୁମର ବାମ ହାତର ଇଣ୍ଡେକ୍ସ ଆଙ୍ଗୁଠି ଉପରେ ରଖ । ତୁମର ଦାହାଣ ହାତର ଇଣ୍ଡେକ୍ସ ଆଙ୍ଗୁଠିକୁ ତୁମର ବାମ ହାତର ଆଙ୍ଗୁଠି ଉପରେ ରଖ ।

ସେଠାରେ ତୁମର ଥାଇମସ କଳ୍ପନା କର ।

ଯେହେତୁ ତୁମେ ତୁମର ଫୁସଫୁସରୁ ନିଶ୍ୱାସ ନେଉଛ, ତୁମର ଥିମସକୁ ପ୍ରେମ ଏବଂ ବନ୍ଧୁତା ପ୍ରଦାନ କର ।

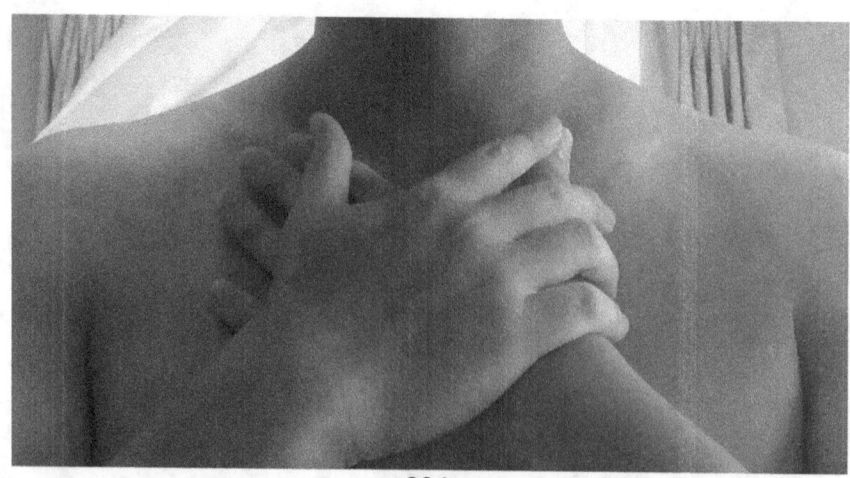

224

ମୁଁ ତୁମକୁ ପ୍ରେମ ଏବଂ ବନ୍ଧୁତା ଦିଏ |

ମୁଁ ତୁମକୁ ଭଲପାଏ

ତୁମେ ମଧ ମୋର ବନ୍ଧୁ

ଦୟାକରି ଏହାକୁ ଉଚ ସ୍ୱରରେ କୁହନ୍ତୁ ନାହିଁ, କିନ୍ତୁ ଆପଣଙ୍କ ହୃଦୟରେ ଫୁସ୍‌ ସ କରନ୍ତୁ | ପ୍ରତ୍ୟେକ ନିଶ୍ୱାସରେ ଏହାକୁ ପୁନରାବୃତ୍ତି କରନ୍ତୁ | ଆପଣ ଭଲ ନହେବା ପର୍ଯ୍ୟନ୍ତ ଏହାକୁ ପୁନରାବୃତ୍ତି କରନ୍ତୁ |

ତୁମ ମଧରୁ କେହି ତୁମର ହୃଦୟର କେନ୍ଦ୍ରରୁ ଉତ୍ପନ୍ନ ପ୍ରେମ ଏବଂ ବନ୍ଧୁତ୍ୱର ଶକ୍ତି ଅନୁଭବ କରିପାରିବ କି? କିମ୍ବା ବୋଧହୁଏ ତୁମେ ମୋତେ କିଛି ଦେଖାଇ ପାରିବ, ଯେପରି ଚିତ୍ର, ଧ୍ୱନି, କାହାଣୀ |

ଯଦି ତୁମେ ସେହି ଅନୁଭବକୁ ଅନୁଭବ କରିପାରିବ, ପଛକୁ ଧରି ରଖ ନାହିଁ, ଅନୁଭବ କର ଯେ ତୁମେ ଅଧିକ ଦେଖିବାକୁ ଚାହୁଁଛ, ଏବଂ ପ୍ରତିରୋଧ ନକରି ଏହାକୁ ଅନୁଭବ କର | ଏହା ହେଉଛି ଏକ ପ୍ରମାଣ ଯେ ତୁମର ଭିତର ସୃଷ୍ଟିକର୍ତ୍ତା ଗତି କରିବା ଆରମ୍ଭ କରୁଛନ୍ତି |

ଯେତେବେଳେ ତୁମେ ଏହାକୁ ଭୁଲିଯିବା ପୂର୍ବରୁ ପ୍ରେମ ଏବଂ ବନ୍ଧୁତ୍ୱର ଶକ୍ତି ବ୍ୟବହାର କର, କ'ଣ ହୁଏ ତାହାର ଏକ ଟିପ୍ପଣୀ ପ୍ରସ୍ତୁତ କର |

ମୋର ପୁସ୍ତକ ଏହି ମେମୋରୁ ପ୍ରସ୍ତୁତ |

বাঙালি (BENGALI)

কিভাবে থাইমাসের সক্রিয়তা প্রচার করা যায়

আপনার বাম হাতের বুড়া আঙুলটি আপনার বাম কলারবোনের উপরে রাখুন। আপনার বাম হাতের তর্জনীটি আপনার ডান কলারবোনের উপরে রাখুন।

আপনার বাম হাতের তর্জনীতে আপনার ডান হাতের বুড়ো আঙুল রাখুন। আপনার ডান হাতের তর্জনী আপনার বাম হাতের বুড়ো আঙুলের উপর রাখুন।

এটি সঠিক নয়, তবে কল্পনা করুন যে থাইমাস মোটামুটি সেখানে রয়েছে।

আপনার শ্বাস-প্রশ্বাসে মনোনিবেশ করুন।

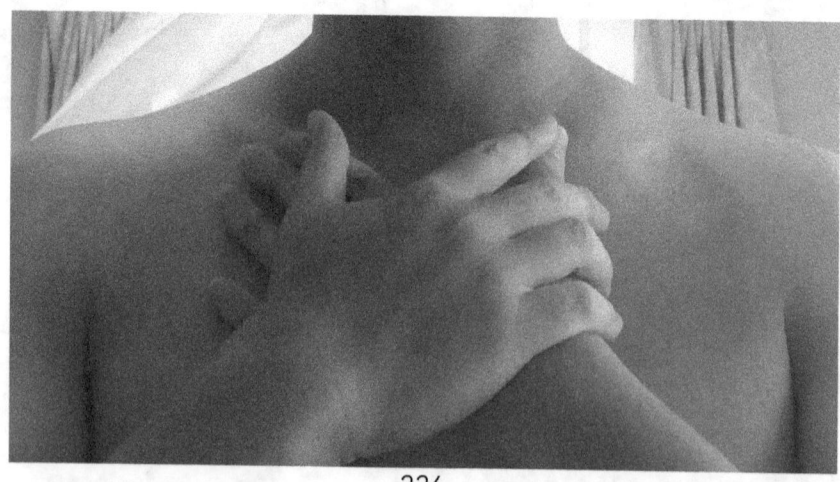

আপনি শ্বাস ছাড়ার সাথে সাথে থাইমাসকে ভালবাসা এবং বন্ধুত্বের প্রস্তাব দিন।

আমি তোমাকে ভালবাসা এবং বন্ধুত্ব দিই।
আমি তোমাকে ভালোবাসি.
তুমিও আমার বন্ধু

দয়া করে উচ্চস্বরে বলবেন না, তবে আপনার হৃদয়ে ফিসফিস করুন। প্রতিটি শ্বাসের সাথে এটি পুনরাবৃত্তি করুন। আরামদায়ক না হওয়া পর্যন্ত পুনরাবৃত্তি করুন। এখন যদি আপনার কাছে সময় থাকে, আসুন যেমন আছে ধ্যান করি।

আপনার মধ্যে কেউ কি আপনার হৃদয়ের কেন্দ্র থেকে নির্গত প্রেম এবং বন্ধুত্বের শক্তি অনুভব করতে পারেন? অথবা আপনি কিছু দেখতে বা অনুভব করতে সক্ষম হতে পারেন, যেমন একটি ছবি, শব্দ বা গল্প।

আপনি যদি সেরকম অনুভব করেন তবে পিছিয়ে থাকবেন না এবং এগিয়ে যান এবং আপনি আরও দেখতে চান বলে এটি অনুভব করুন। এটি প্রমাণ যে আপনার ভিতরের সত্তা নড়াচড়া শুরু করেছে।

ধ্যানের পর
ভুলে যাওয়ার আগে কী ঘটেছিল তা লিখুন।
আমার বই এই মেমো থেকে তৈরি করা হয়েছে.

এই "কিভাবে থাইমাসের সক্রিয়তা প্রচার করা যায়" থেকে অর্জিত জ্ঞান একটি বইতে পরিণত হয়েছে। "Amazon" এ উপলব্ধ। আপনি আগ্রহী হলে ক্রয় করুন.

বাংলা ও জাপানি দ্বিভাষিক বই

Amazon Paperback:

যুক্তরাজ্য: https://www.amazon.co.uk/dp/B0BKJ9FMH2

ফ্রান্স: https://www.amazon.fr/dp/B0BKJ9FMH2

স্পেন: https://www.amazon.es/dp/B0BKJ9FMH2

ইতালি: https://www.amazon.it/dp/B0BKJ9FMH2

জার্মানি: https://www.amazon.de/dp/B0BKJ9FMH2

নেদারল্যান্ডস: https://www.amazon.nl/dp/B0BKJ9FMH2

পোল্যান্ড: https://www.amazon.pl/dp/B0BKJ9FMH2

সুইডেন: https://www.amazon.se/dp/B0BKJ9FMH2

মার্কিন যুক্তরাষ্ট্র: https://www.amazon.com/dp/B0BKJ9FMH2

কানাডা: https://www.amazon.ca/dp/B0BKJ9FMH2

অস্ট্রেলিয়া: https://www.amazon.com.au/dp/B0BKJ9FMH2

জাপান: https://www.amazon.co.jp/dp/B0BKJ9FMH2

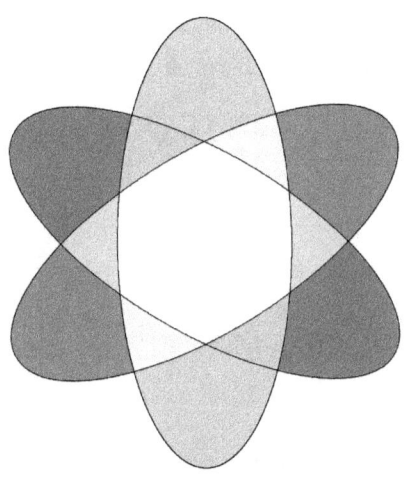

অসমীয়া (ASSAMAIS)

থাইমাছৰ সক্ৰিয়কৰণ কেনেকৈ প্ৰসাৰিত কৰি ব পাৰি

বাওঁহাতৰ বুঢ়া আঙুলিটো বাওঁ ক্লেভিকল হাড়ৰ ওপৰত ৰাখক।
বাওঁহাতৰ তৰ্জনী আঙুলিটো সোঁফালৰ ক্লেভিকলৰ ওপৰত ৰাখক।

সোঁহাতৰ বুঢ়া আঙুলিটো বাওঁহাতৰ তৰ্জনী আঙুলিত ৰাখক।
সোঁহাতৰ তৰ্জনী আঙুলিটো বাওঁহাতৰ বুঢ়া আঙুলিত ৰাখক।

ঠিক সঠিক নহয়, কিন্তু কল্পনা কৰকচোন তাত এটা থাইমাছ আছে।

নিজৰ উশাহ-নিশাহত মনোনিৱেশ কৰক।

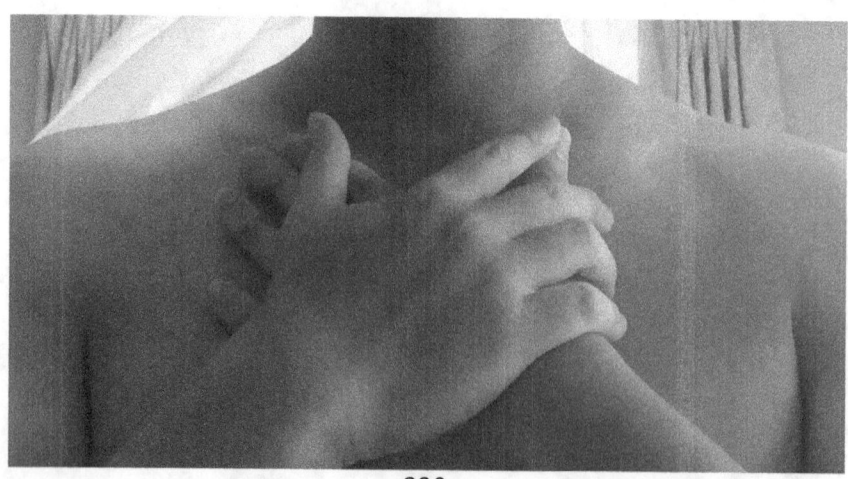

230

উশাহ এৰি দিওঁতে থাইমাছক প্ৰেম আৰু বন্ধুত্ব আগবঢ়াওক।

মই তোমাক মৰম আৰু বন্ধুত্ব দিওঁ।
মই আপোনাক ভাল পাওঁ
তুমিও মোৰ বন্ধু

অনুগ্ৰহ কৰি ডাঙৰকৈ নকব, কিন্তু হৃদয়ৰ পৰা ফুচফুচাই কওক। প্ৰতিটা উশাহৰ লগে লগে এইদৰে পুনৰাবৃত্তি কৰক। আৰামদায়ক হোৱালৈকে পুনৰাবৃত্তি কৰক। এতিয়া সময় থাকিলে ধ্যান কৰক।

আপোনালোকৰ কোনোবাই আপোনাৰ হৃদয়ৰ কেন্দ্ৰ পৰা নিৰ্গত হোৱা প্ৰেম আৰু বন্ধুত্বৰ শক্তি অনুভৱ কৰিব পাৰিবনে? বা হয়তো আপুনি মোক কিবা এটা দেখুৱাব পাৰে, যেন এখন ছবি, শব্দ, কাহিনী।

যদি আপুনি তেনেকুৱা অনুভৱ কৰে, তেন্তে পিছুৱাই নাযাব আৰু আগবাঢ়ি যাওক আৰু অনুভৱ কৰক যিদৰে আপুনি অধিক চাব বিচাৰে। এইটোৰেই প্ৰমাণ যে আপোনাৰ অন্তৰ্নিহিত সত্তাটোৱে গতি কৰিবলৈ আৰম্ভ কৰিছে।

ধ্যান কৰাৰ পিছত
পাহৰি যোৱাৰ আগতে কি হৈছিল লিখি থওক।
মোৰ কিতাপখন এই মেমোৰ পৰাই তৈয়াৰ কৰা হৈছে।

231

ꯃꯤ꯰ꯠꯖꯩꯠ (ꯃꯦꯇꯤꯒꯥꯕꯤ)

(MEITEI (MANIPURI))

ꯌꯨꯃꯂ ꯃꯤꯒ ꯃ꯰ꯁꯥꯛꯒ ꯃ꯰ꯏꯊꯦꯇꯕ ꯐꯥꯒꯇ ꯗ॥

ꯂꯈꯥꯃ ꯇ꯰ꯃ-ꯃꯥꯢꯌꯒꯤ ꯀꯨꯖ ꯃꯧ ꯇ꯰ꯃ-ꯃꯥꯢꯌꯒꯤ ꯌꯦꯇꯨꯒꯁꯩꯗꯒꯤ ꯃꯖꯥꯢ ꯊꯥꯡꯗꯨ॥ ꯇꯨꯀꯐꯕꯗ ꯅꯔꯦꯒꯤ ꯅꯆꯔꯣꯃ ꯉꯤ꯫ꯥꯄ ꯃꯧ ꯃꯣꯁꯒꯣ ꯌꯦꯇꯨꯒꯁꯩꯗꯒꯤ ꯃꯖꯥꯢ ꯂꯣꯛ ꯗꯣ॥ ꯂꯈꯥꯃ ꯇꯃꯇꯤ-ꯇꯃꯣꯗ ꯃꯗꯒꯤ ꯀꯨꯖ ꯃꯧ ꯂꯈꯥꯃ ꯇꯣꯃ-ꯃꯢꯌꯒꯤ ꯅꯆꯔꯣꯃ ꯉꯤ꯫ꯥꯄ ꯃꯗꯒꯤ ꯃꯖꯥꯢ ꯊꯥꯡꯗꯨ॥ ꯂꯈꯥꯃ ꯇꯃꯇꯤ-ꯇꯃꯣꯗ ꯃꯗꯒꯤ ꯅꯆꯔꯣꯃ ꯉꯤ꯫ꯥꯄ ꯃꯧ ꯂꯈꯥꯃ ꯇꯣꯃ-ꯃꯢꯌꯒꯤ ꯀꯨꯖ ꯃꯗꯒꯣ ꯊꯥꯡꯗꯨ॥

ꯃꯌꯦ ꯃꯗꯣ ꯌꯨꯃꯂ ꯃꯤ ꯗꯣ ꯐꯔꯇꯥ ꯅꯇꯗꯦꯖꯨ॥

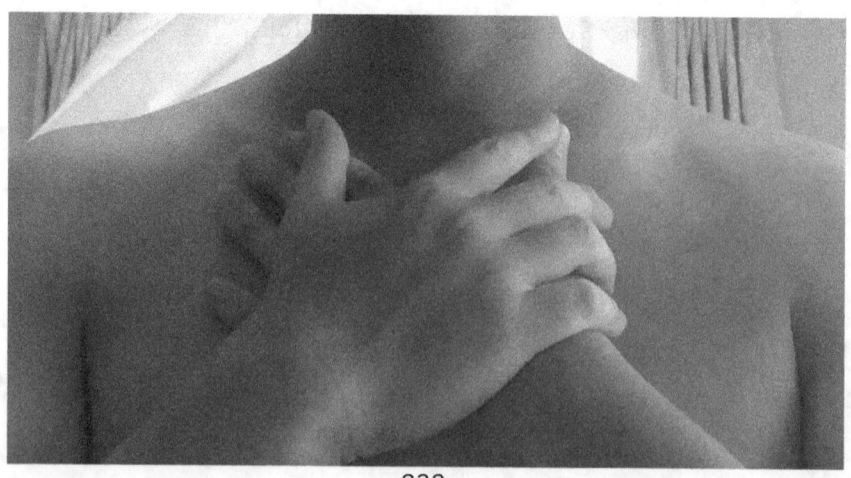

ꯅꯦꯄꯥꯂꯤ ꯇꯦꯝꯒꯥꯂꯤ ꯑꯕꯥ ꯐꯝꯇꯦ ꯔꯦꯕ ꯃꯌꯥꯝꯗ, ꯆꯣꯆꯃꯂꯣꯟ ꯂꯥꯁꯤꯕ ꯑꯃꯁꯨꯡ ꯃꯄꯨꯒ-ꯃꯒꯥꯎ ꯑꯍꯕꯥꯂꯤ ꯃꯄꯥ ꯁꯥꯒ꯭ꯔꯤ꯫

ꯍꯦꯠ ꯅꯥꯢꯔꯕ ꯂꯥꯁꯤꯕ ꯑꯃꯁꯨꯡ ꯃꯄꯨꯒ-ꯃꯒꯥꯎ ꯑꯍꯕ ꯁꯥꯇꯦꯂꯤ꯫
ꯍꯦꯠ ꯇꯢ ꯂꯥꯃꯤ
ꯅꯃꯝ ꯍꯥꯀꯤ ꯁꯗꯖꯩꯃꯁꯦꯂꯤ꯫

ꯔꯦꯕꯐꯨꯇꯦ ꯃꯂꯤ ꯔꯌꯃꯇꯦ ꯔꯦꯇ ꯐꯔꯕꯀꯨꯗ, ꯑꯃꯂꯨ ꯅꯦꯄꯥꯂꯤ ꯖꯐꯞꯢꯔꯕꯦ ꯔꯦ ꯑꯃꯅꯕꯔꯤ꯫ ꯑꯕꯥ ꯐꯝꯇꯦ ꯅꯨꯄꯤꯃꯥꯀꯤ ꯃꯂꯤ ꯐꯇꯇꯤꯡ ꯐꯇꯇꯤꯡ ꯁ꯭꯫ ꯂꯥꯁꯤꯔꯕ ꯌꯛꯔꯕ ꯐꯇꯇꯤꯡ ꯐꯇꯇꯤꯡ ꯁ꯭꯫ ꯐꯇꯤꯃ ꯃꯁꯥꯐ ꯌꯇꯔꯕꯤ ꯐꯥꯅꯤꯁꯣꯂꯦ ꯁ꯭ꯕꯔꯤ꯫

ꯅꯥꯢꯔꯥꯂꯤ ꯃꯄꯥꯂꯁꯥꯂꯤ ꯑꯦꯇꯦꯞꯕ ꯑꯃꯍꯦ ꯅꯥꯢꯔꯥꯂꯤ ꯖꯐꯃꯢꯔꯥꯂꯤ ꯃꯁꯨꯑꯥꯂꯤ ꯒꯢꯄꯃꯥꯀ ꯂꯥꯁꯤꯕ ꯑꯃꯁꯨꯡ ꯃꯄꯨꯒ-ꯃꯒꯥꯎ ꯑꯍꯕꯥꯂꯤ ꯍꯖꯦꯇꯤ ꯑꯥꯢ ꯌꯣꯡꯕꯣ ꯑꯃꯥꯀꯨꯗꯩ? ꯅꯃꯃꯕꯂꯤ ꯅꯦꯄꯥꯇꯦ ꯑꯦꯁꯤꯞꯕ ꯅꯣ ꯅ꯭ꯕ ꯅꯃꯃꯕꯂꯤ ꯌꯇꯔꯕ ꯔꯤꯟ, ꯐꯔꯕꯤ ꯁꯥꯒꯤꯁꯔꯃ, ꯅ꯭ꯍꯇꯣꯟ ꯅꯃꯃꯕꯂꯤ ꯔꯍꯂꯤ ꯑꯃꯦ꯫

ꯑꯦꯇꯦꯞꯕ ꯅꯦꯄꯥꯇꯦ ꯑꯃꯂꯦꯞꯕ ꯃꯁꯨꯇꯥꯂꯤ ꯌꯤꯒꯃ ꯑꯃꯥ ꯌꯣꯑꯣꯔꯕꯤ, ꯇꯣꯖꯥꯠꯃꯇꯥꯂꯨ ꯑꯃꯁꯨꯡ ꯃꯁꯦ ꯔꯃꯊꯔꯕꯤ ꯑꯃꯁꯨꯡ ꯅꯦꯄꯥꯇꯦ ꯐꯇꯦ ꯅ꯭ꯕ ꯁꯥꯀꯇꯐꯥꯞꯦ ꯑꯥꯃꯃꯥꯀꯐꯢꯔꯣꯃ ꯁ꯭ꯕꯔꯤ꯫ ꯃꯂꯤꯇꯦ ꯅꯦꯄꯥꯂꯤ ꯃꯁꯨꯑꯦ ꯇꯃꯝꯆꯦ ꯇꯣꯒꯥꯢ ꯇꯣꯒꯥꯢ ꯑꯃꯤ ꯔꯃꯊꯩꯃ-ꯔꯃꯂꯣꯡ ꯁ꯭ꯕ ꯐꯍꯕꯃꯥꯂꯤ ꯁꯥꯔꯃꯇꯇꯦꯂꯤ꯫

ꯐꯥꯅꯤꯁꯣꯂꯃꯇꯥꯂꯤ ꯃꯁꯨꯃꯃꯦ꯫
ꯈꯑꯃꯃꯕꯂꯤꯑꯣ ꯃꯃꯍꯃꯕ ꯖꯃꯂꯃꯔꯕ ꯖꯃꯃ꯭ꯃ ꯑꯃꯨ ꯁꯔꯃꯤꯂꯨ꯫
ꯍꯥꯂꯤ ꯇꯃꯁꯕꯃꯃ ꯑꯃꯂꯤ ꯃꯃꯄꯃ ꯑꯃꯂꯤꯍꯃꯂꯤ ꯂꯃꯃꯁꯃꯢꯇꯦꯂꯤ꯫

MIZO TAWNG (MIZO)

THYMUS ACTIVATION TICHAKTU KALPHUNG

I kut veilam kutpui chu i veilam clavicle chungah dah la. I kut veilam index finger chu i dinglam clavicle chungah dah la.

I kut dinglam kutpui chu i kut veilam kutpui (index finger)-ah dah la. I kut dinglam kut zungtang (index finger) chu i kut veilam kutpuiah dah la.

A dik lo hle a, mahse thymus chu roughly a awm ang tih han ngaihtuah teh.

I thawk danah ngaihtuahna seng rawh.

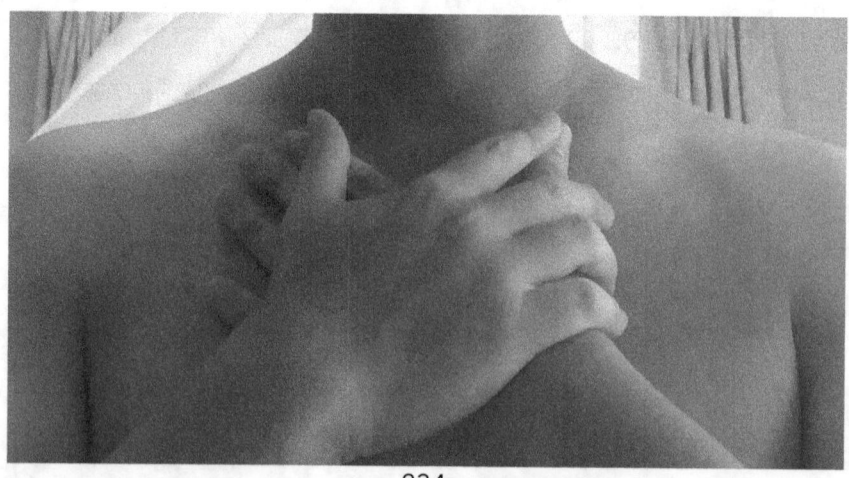

I thawk chhuah rualin thymus chu hmangaihna leh ţhian nihna pe rawh.

Hmangaihna leh inţhianţhatna ka pe che a ni.
Ka hmangaih che
nang pawh ka thian i ni

Khawngaihin aw ring takin sawi suh la, i thinlungah thup takin sawi rawh. Thâwk lak apiangin hetiang hian tih leh zel ang che. A nuam thlengin tih leh zel ang che. Tunah hian hun i nei a nih chuan meditation ti rawh.

In zingah hian hmangaihna leh ţhian nihna chakna chu in thinlung lairil aţanga lo chhuak chu in hre thei ang em? A nih loh leh, thlalak, aw, a nih loh leh thawnthu ang chi thil engemaw i hmu thei emaw, i hre thei emaw pawh a ni thei.

Chutianga i inhriat chuan insum suh la, hma la la, a tam zawk hmuh duh ang maiin tawng rawh. Hei hi i chhunga awm thup chu a che tan tawh tih finfiahna a ni.

Hmangaihna leh ţhian nihna chakna i hman hian i theihnghilh hmain eng nge thleng tih ziak chhuak rawh. Ka lehkhabu hi he memo atang hian siam a ni.

235

မြန်မာ (ဗမာ) (BIRMAN)

THYMUS ၏အသက်သွင်းမှုကိုမြှင့်တင်နည်း

ဘယ်ဘက်လက်မကို ဘယ်ဘက်ညွှပ်ရိုးပေါ်မှာ တင်ထားပါ။
သင့်ညာဖက်ညွှပ်ရိုးအပေါ်တွင် သင့်ဘယ်လက်၏လက်ညှိုးကို တင်ပါ။

လက်ယာလက်မကို ဘယ်လက်လက်ညှိုးပေါ်တင်ပါ။
လက်ယာလက်ညှိုးကို ဘယ်လက်လက်မပေါ်မှာ တင်ပါ။

အတိအကျမဟုတ်သော်လည်း ထိုနေရာတွင် thymus ရှိသည်ကို မြင်
ယောင်ကြည့်ပါ။

မင်းရဲ့အသက်ရှူသံကို အာရုံစူးစိုက်ပြီး ရှူထုတ်လိုက်တဲ့အခါ မင်းရဲ့
thymus ကို ချစ်ခြင်းမေတ္တာနဲ့ ခင်မင်ရင်းနှီးမှုကို ပေးပါ။

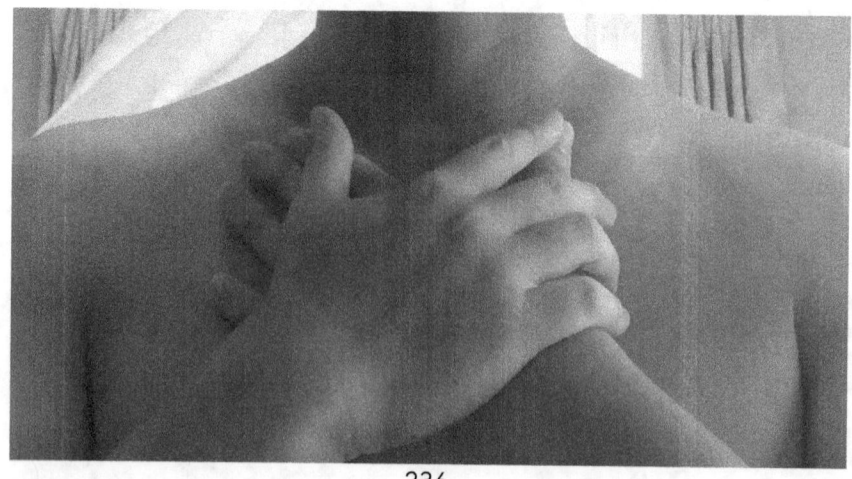

236

ချစ်ခြင်းမေတ္တာနဲ့ ခင်မင်မှုပေးတယ်။
မင်းကိုချစ်တယ်
မင်းလည်း ငါ့သူငယ်ချင်းပါ။

ကျေးဇူးပြု၍ အသံကျယ်ကျယ် မပြောဘဲ နှလုံးသားထဲက တိုးတိုး
လေးပြောပါ။ ဒါကို အသက်ရှူတိုင်း ပြန်လုပ်ပါ။ အဆင်ပြေတဲ့အထိ
ပြန်လုပ်ပါ။ အခုအချိန်ရရင် တရားထိုင်ပါ။

သင့်နှလုံးသားရဲ့ အလယ်ဗဟိုကနေ ထွက်ပေါ်လာတဲ့ ချစ်ခြင်းမေတ္တာ
နဲ့ ခင်မင်ရင်းနှီးမှုရဲ့ စွမ်းအင်ကို သင်ခံစားနိုင်ပါသလား။ သို့မဟုတ်
ရုပ်ပုံ၊ အသံ သို့မဟုတ် ဇာတ်လမ်းကွဲသို့ တစ်ခုခုကို မြင်နိုင် သို့မဟုတ်
ခံစားနိုင်ပေမည်။

အဲဒီလို ခံစားရရင် သင့်ကိုယ်သင် ပိုမြင့်ချင်လာအောင်၊ ခံနိုင်ရည်မရှိဘဲ
ရှေ့ဆက်ပြီး တွေ့ကြုံခံစားလိုက်ပါ။ ဒီခံစားချက်က သင့်အတွင်းစိတ်က
စတင်လှုပ်ရှားနေပြီဆိုတာကို သက်သေပြနေပါတယ်။

တရားထိုင်ပြီးနောက်
မဓေ့ခင်မှာ ဖြစ်ပျက်ခဲ့တာတွေကို ချရေးပါ။
ကျွန်တော့်စာအုပ်ကို ဒီမှတ်စုကနေ ထုတ်ထားတာပါ။

MON (HMONG)

COV TXHEEJ TXHEEM UAS TXHAWB KEV UA KOM COV THYMUS

Muab tus ntiv tes xoo ntawm koj sab tes laug rau saum koj sab laug clavicle. Muab tus ntiv tes taw ntawm koj sab tes laug rau saum koj sab xis clavicle.

Muab tus ntiv tes xoo ntawm koj sab tes xis tso rau ntawm tus ntiv tes taw ntawm koj sab tes laug. Muab tus ntiv tes taw ntawm koj sab tes xis tso rau ntawm tus ntiv tes xoo ntawm koj sab tes laug.

Tsis yog raws nraim, tab sis xav txog tias muaj thymus nyob ntawd.

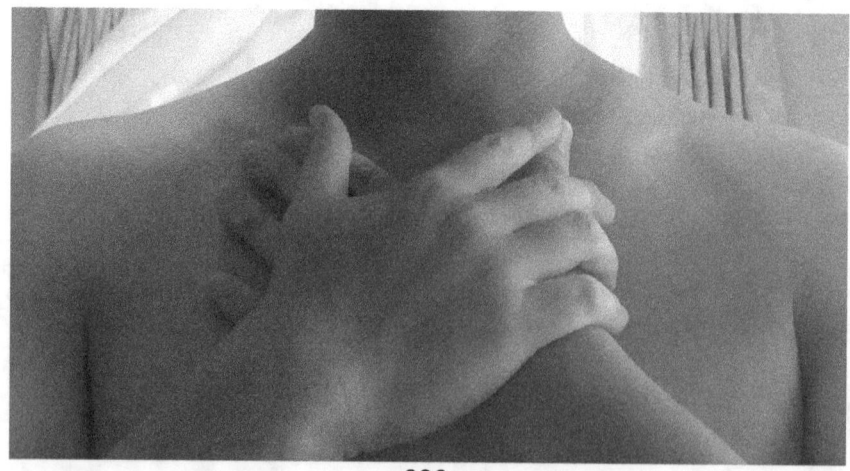

Tsom ntsoov rau koj ua pa thiab muab kev hlub thiab kev phooj ywg rau koj thymus thaum koj exhale.

Kuv muab kev hlub thiab kev phooj ywg rau koj.
kuv hlub koj
koj yog kuv tus phooj ywg thiab

Thov tsis txhob hais kom nrov, tab sis ntxhi rau hauv koj lub siab. Rov ua qhov no nrog txhua qhov ua pa. Rov ua dua kom xis nyob. Yog tias koj muaj sijhawm tam sim no, ua kev xav.

Koj puas tuaj yeem hnov lub zog ntawm kev hlub thiab kev phooj ywg tawm ntawm qhov nruab nrab ntawm koj lub siab? Los yog tej zaum koj tuaj yeem qhia kuv ib yam dab tsi, xws li daim duab, suab, zaj dab neeg.

Yog tias koj xav li ntawd, ua rau koj tus kheej xav pom ntxiv, thiab mus tom ntej thiab ua rau nws tsis muaj kev tawm tsam. Qhov no yog qhov pov thawj tias sab hauv uas muaj nyob hauv koj tab tom pib txav mus.

tom qab meditation
Ua ib qho kev ceeb toom ntawm qhov tshwm sim thaum koj siv lub zog ntawm kev hlub thiab kev phooj ywg ua ntej koj tsis nco qab. Kuv phau ntawv no yog tsim los ntawm daim ntawv no.

ภาษาไทย (THAÏ)

ขั้นตอนที่ส่งเสริมการเปิดใช้งานต่อมไทมัส

วางนิ้วหัวแม่มือของมือซ้ายไว้บนกระดูกไหปลาร้าซ้าย
วางนิ้วชี้ของมือซ้ายเหนือกระดูกไหปลาร้าขวา

วางนิ้วหัวแม่มือของมือขวาบนนิ้วชี้ของมือซ้าย
วางนิ้วชี้ของมือขวาบนนิ้วโป้งของมือซ้าย

ลองนึกภาพว่ามีไธมัสอยู่ที่นั่น

จดจ่อกับลมหายใจของคุณและให้ความรักและมิตรภาพกับต่อมไท
มัสของคุณเมื่อคุณหายใจออก

ฉันให้ความรักและมิตรภาพแก่คุณ
ผมรักคุณ
คุณก็เป็นเพื่อนของฉันเหมือนกัน

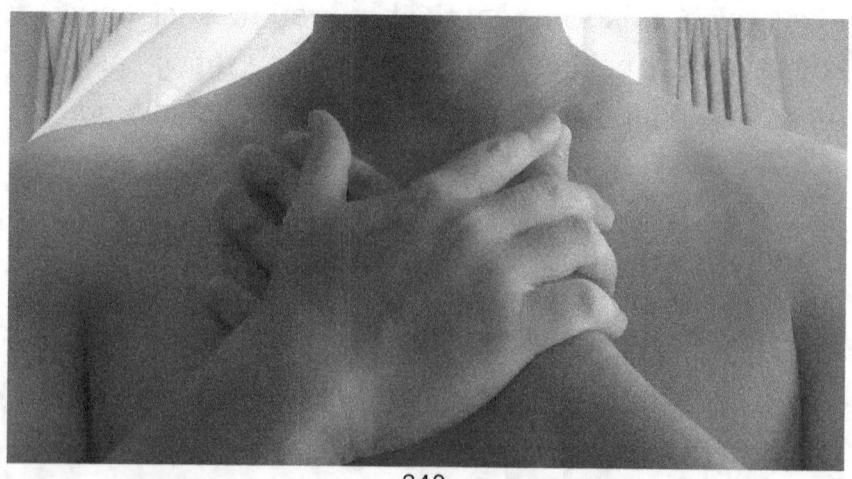

ได้โปรดกระซิบในใจโดยไม่พูดออกมาดังๆ
ทำซ้ำกับแต่ละลมหายใจ
ทำซ้ำจนกว่าจะสบาย
ถ้าพอมีเวลาตอนนี้ก็นั่งสมาธิกันไปเลย

มีใครบ้างที่รู้สึกถึงพลังแห่งความรักและมิตรภาพที่หลั่งไหลออกมา
จากใจกลางหัวใจของคุณ? หรือบางทีคุณอาจแสดงให้ฉันเห็นบาง

อย่าง เช่น รูปภาพ เสียง เรื่องราว

หากคุณมีความรู้สึกเช่นนี้ อย่าลังเล เดินหน้าและสัมผัสกับมันโดยไม่
ขัดขืนราวกับว่าคุณต้องการเห็นมากกว่านี้

นี่คือข้อพิสูจน์ว่าสิ่งมีชีวิตภายในกำลังเคลื่อนไหว

จดบันทึกว่าจะเกิดอะไรขึ้นเมื่อคุณใช้พลังงานแห่งความรักและ
มิตรภาพก่อนที่คุณจะลืมมันไป

หนังสือของฉันทำมาจากบันทึกนี้

ພາສາລາວ (LAOTIEN)

ວິທີການສົ່ງເສີມການກະຕຸ້ນຂອງ THYMUS ໄດ້

ເອົານິ້ວໂປ້ມືຊ້າຍຂອງເຈົ້າວາງໃສ່ເທິງກະດູກຄໍຂ້າຍຂອງເຈົ້າ.

ວາງນິ້ວຊີ້ຂອງມືຊ້າຍຂອງເຈົ້າໄວ້ເທິງກະດູກຄໍເບື້ອງຂວາຂອງເຈົ້າ.

ວາງນິ້ວໂປ້ຂອງມືຂວາຂອງເຈົ້າໃສ່ນິ້ວຊີ້ຂອງມືຊ້າຍຂອງເຈົ້າ.

ວາງນິ້ວຊີ້ຂອງມືຂວາຂອງເຈົ້າໃສ່ນິ້ວໂປ້ມືຊ້າຍຂອງເຈົ້າ.

ຈິນຕະນາການ thymus ຂອງທ່ານຢູ່ທີ່ນັ້ນ.

ສຸມໃສ່ການຫາຍໃຈຂອງທ່ານ.

ໃນຂະນະທີ່ທ່ານຫາຍໃຈອອກ, ໃຫ້ຄວາມຮັກແລະມິດຕະພາບກັບ thymus.

ຂ້ອຍໃຫ້ຄວາມຮັກແລະມິດຕະພາບແກ່ເຈົ້າ.

ຂ້ອຍຮັກເຈົ້າ

ເຈົ້າເປັນເພື່ອນຂອງຂ້ອຍຄືກັນ

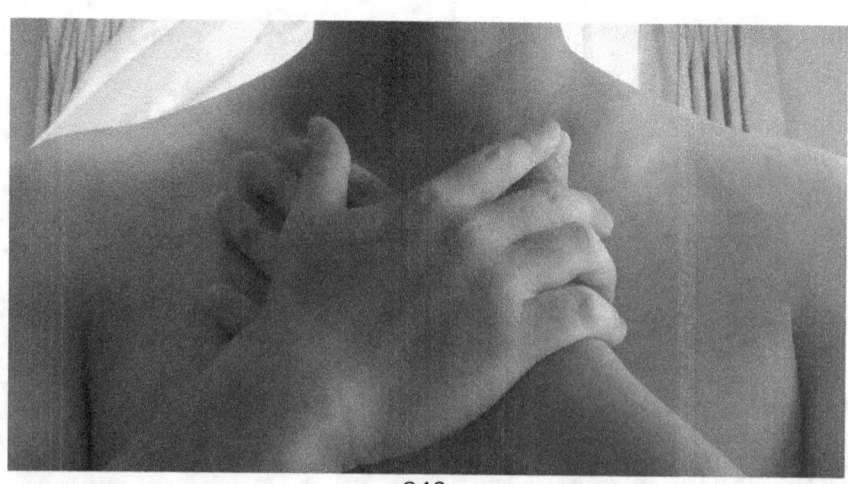

ກະລຸນາຢ່າເວົ້າອອກມາດັງ, ແຕ່ກະຊິບຢູ່ໃນໃຈຂອງເຈົ້າ. ເຮັດຊ້ຳນີ້ດ້ວຍການ
ຫາຍໃຈແຕ່ລະຄັ້ງ. ເຮັດເລື້ມຄືນຈົນກວ່າສະດວກສະບາຍ. ຖ້າເຈົ້າມີເວລາດຽວນີ້,
ໃຫ້ເອົານັ້ງສະມາທິຕາມທີ່ມັນເປັນ.

ເຈົ້າສາມາດຮູ້ສຶກເຖິງພະລັງແຫ່ງຄວາມຮັກ ແລະ ມິດຕະພາບທີ່ອອກມາຈາກ
ໃຈກາງຂອງຫົວໃຈຂອງເຈົ້າໄດ້ບໍ? ຫຼືບາງທີເຈົ້າສາມາດສະແດງໃຫ້ຂ້ອຍເຫັນ
ບາງສິ່ງບາງຢ່າງເຊັ່ນ: ຮູບພາບ, ສຽງ, ເລື່ອງ.

ຖ້າເຈົ້າຮູ້ສຶກແບບນັ້ນ, ຢ່າອິດໃຈ ແລະ ສືບຕໍ່ເດີນໜ້າ ແລະ ປະສົບກັບມັນຄືກັບວ່າ
ເຈົ້າຢາກເຫັນມັນຫຼາຍຂຶ້ນ. ນີ້ແມ່ນຫຼັກຖານການສະແດງໃຫ້ເຫັນວ່າພາງໃນທີ່ມີຢູ່ໃນ
ຕົວຂອງທ່ານແມ່ນການເຄື່ອນໄຫວ.

ບັນທຶກສິ່ງທີ່ເກີດຂຶ້ນໃນເວລາທີ່ທ່ານໃຊ້ພະລັງງານຂອງຄວາມຮັກແລະ
ມິດຕະພາບກ່ອນທີ່ທ່ານຈະລືມມັນ.

ປື້ມຂອງຂ້ອຍແມ່ນເຮັດຈາກບັນທຶກນີ້.

243

TIẾNG VIỆT (VIETNAMIEN)

CHỮA BỆNH ĐỂ KÍCH HOẠT TUYẾN ỨC

Đặt ngón tay cái của bàn tay trái lên trên xương đòn trái. Đặt ngón trỏ của bàn tay trái phía trên xương đòn bên phải.

Đặt ngón cái của bàn tay phải lên ngón trỏ của bàn tay trái. Đặt ngón trỏ của bàn tay phải lên ngón cái của bàn tay trái.

Không chính xác, nhưng hãy tưởng tượng rằng có một tuyến ức ở đó.

Tập trung vào hơi thở của bạn. Khi bạn thở ra, hãy dành tình yêu và tình bạn cho tuyến ức.

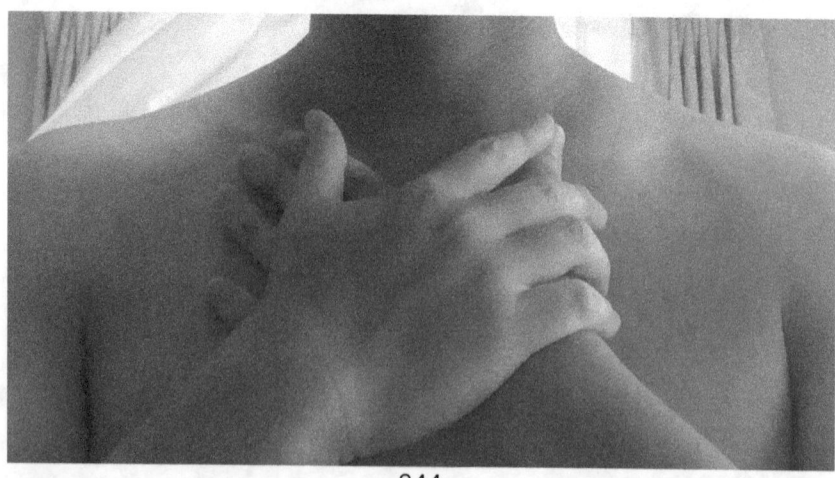

Tôi cho bạn tình yêu và tình bạn.

Tôi yêu bạn.

bạn cũng là bạn của tôi.

Xin đừng nói thành tiếng mà hãy nói thầm trong lòng. Lặp lại điều này với mỗi hơi thở. lặp lại điều này cho đến khi bạn cảm thấy tốt hơn. Nếu bạn có thời gian bây giờ, hãy thiền như nó vốn có.

Có ai trong các bạn cảm nhận được năng lượng của tình yêu và tình bạn phát ra từ trung tâm trái tim mình không? Hoặc bạn có thể nhìn thấy hoặc cảm nhận được điều gì đó, chẳng hạn như hình ảnh, âm thanh hoặc câu chuyện.

Nếu bạn cảm thấy như vậy, đừng cưỡng lại và hãy tiếp tục và trải nghiệm nó như thể bạn muốn xem nhiều hơn nữa. Đây là bằng chứng cho thấy sự tồn tại tiềm ẩn bên trong bạn đang bắt đầu chuyển động.

Ngoài ra, hãy ghi lại những gì sẽ xảy ra khi bạn sử dụng năng lượng của tình yêu và tình bạn trước khi bạn quên nó đi. Cuốn sách của tôi được làm từ bản ghi nhớ này.

ខ្មែរ (KHMER)

ការណែនាំសម្រាប់សម្រួលដល់ការធ្វើឱ្យ THYMUS សកម្ម

ដាក់មេដៃនៃដៃឆ្វេងរបស់អ្នកនៅលើកំពូលនៃឆ្អឹងកងខាងឆ្វេងរបស់អ្នក។
ដាក់ម្រាមដៃចង្អុលដៃឆ្វេងរបស់អ្នក ពីលើឆ្អឹងកងខាងស្ដាំរបស់អ្នក។

ដាក់មេដៃនៃដៃស្ដាំរបស់អ្នកនៅលើម្រាមដៃចង្អុលនៃដៃឆ្វេងរបស់អ្នក។
ដាក់ម្រាមដៃសន្ទស្សន៍នៃដៃស្ដាំរបស់អ្នកនៅលើមេដៃនៃដៃឆ្វេងរបស់អ្នក។

ស្រមៃមើល thymus របស់អ្នកនៅទីនោះ។

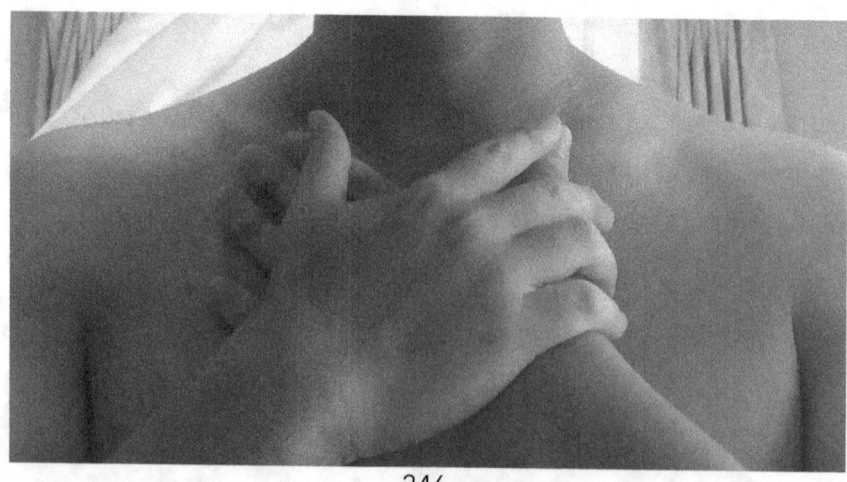

246

ផ្តោតលើដង្ហើមរបស់អ្នក ហើយផ្តល់ក្តីស្រឡាញ់ និងមិត្តភាពដល់ thymus របស់អ្នកនៅពេលអ្នកដកដង្ហើមចេញ។

ខ្ញុំផ្តល់ឱ្យអ្នកនូវសេចក្តីស្រឡាញ់និងមិត្តភាព។
ខ្ញុំស្រលាញ់អ្នក
អ្នកក៏ជាមិត្តរបស់ខ្ញុំដែរ។

សូមកុំនិយាយខ្លាំងៗ តែខ្សឹបក្នុងចិត្ត។ ធ្វើបែបបទនេះម្តងទៀតជាមួយនឹងដង្ហើមនីមួយៗ។ ធ្វើម្តងទៀតរហូតដល់មានជាសុខភាព។ ប្រសិនបើអ្នកមានពេលងឡួរនេះ ចូរយើងធ្វើសមាធិដូចដែលរៀមាន។

តើអ្នកណាម្នាក់អាចមានអារម្មណ៍ឆាឆាពេលនៃសេចក្តីស្រឡាញ់ និងមិត្តភាពដែលផុសចេញពីកណ្តាលបេះដូងរបស់អ្នកទេ? ឫប្រហែលជាអ្នកអាចបង្ហាញខ្ញុំអ្វីមួយដូចជារូបភាព សំឡេង រឿង។

បើអ្នកអាចទទួលអារម្មណ៍បែបនោះ កុំបំអាប់អារម្មណ៍ឆាអ្នកចង់ឃើញ ឫ្រើនជាងនេះ ហើយទៅមុខដើម្បីទទួលបទពិសោធន៍រីវាដោយគ្មានការប្រឆាំង។ នេះជាក៏សុតាងដែលបញ្ជាក់ថាភាពនៅក្នុងខ្លួនរបស់អ្នកបានចាប់ផ្តើមផ្លាស់ទី។

ចូរកត់ចំណាំអំពីអ្វីដែលកើតឡើងនៅពេលអ្នកប្រើឆាមពលនៃសេចក្តីស្រឡាញ់ និងមិត្តភាព មុនពេលអ្នកបំភ្លេចថា។ សៀវភៅរបស់ខ្ញុំត្រូវបានបង្កើតឡើងពីអនុស្សរណៈនេះ។

247

MELAYU (MALAISIEN)

PROSEDUR YANG MENGGALAKKAN PENGAKTIFAN TIMUS

Letakkan ibu jari tangan kiri anda di atas tulang selangka kiri anda. Letakkan jari telunjuk tangan kiri anda di atas tulang selangka kanan anda.

Letakkan ibu jari tangan kanan anda pada jari telunjuk tangan kiri anda. Letakkan jari telunjuk tangan kanan anda pada ibu jari tangan kiri anda.

Ia tidak tepat, tetapi bayangkan bahawa timus berada di sana.

Tumpukan perhatian pada pernafasan anda.

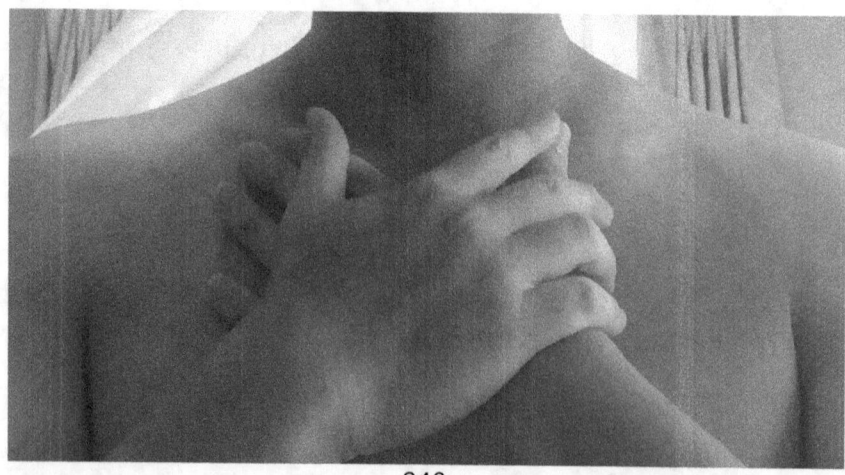

Semasa anda menghembus nafas, tawarkan kasih sayang dan persahabatan kepada timus.

Saya memberi anda cinta dan persahabatan.
saya sayang awak
awak kawan saya juga

Tolong jangan katakan dengan kuat, tetapi berbisik dari hati anda. Ulangi ini dengan setiap nafas. Ulang sehingga selesa. Jika anda mempunyai masa sekarang, lakukan meditasi.

Bolehkah sesiapa di antara anda merasakan tenaga cinta dan persahabatan yang terpancar dari pusat hati anda? Atau mungkin anda boleh tunjukkan sesuatu kepada saya, seperti gambar, bunyi, cerita.

Jika anda merasakan perasaan seperti itu, jangan tahan dan teruskan dan alaminya seolah-olah anda ingin melihat lebih banyak lagi. Ini adalah bukti bahawa batin yang wujud dalam diri anda mula bergerak.

Catat apa yang berlaku apabila anda menggunakan tenaga cinta dan persahabatan sebelum anda melupakannya.

Buku saya dibuat daripada memo ini.

BAHASA INDONESIA
(INDONÉSIEN)

PENYEMBUHAN UNTUK MENGAKTIFKAN TIMUS

Tempatkan ibu jari tangan kiri Anda di atas tulang selangka kiri Anda. Tempatkan jari telunjuk tangan kiri Anda di atas tulang selangka kanan Anda.

Letakkan ibu jari tangan kanan Anda di atas jari telunjuk tangan kiri Anda. Letakkan jari telunjuk tangan kanan Anda di ibu jari tangan kiri Anda.

Bayangkan ada timus di sana.

Berkonsentrasilah pada pernapasan Anda.

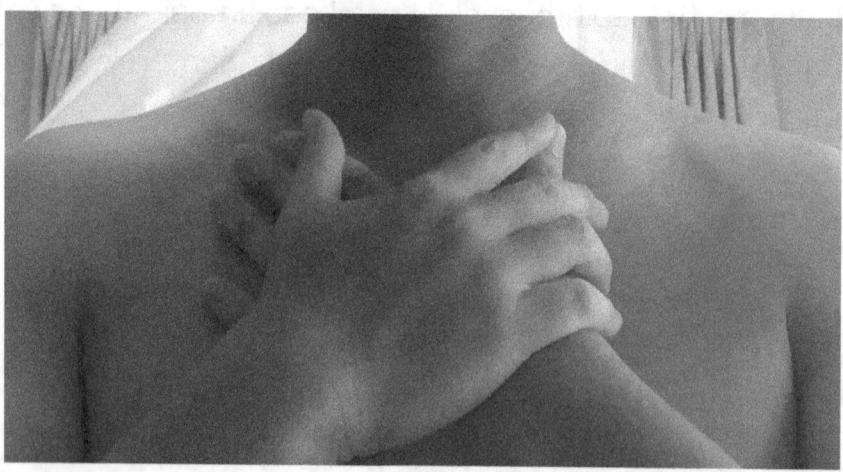

Saat Anda mengeluarkan napas, tawarkan cinta dan persahabatan ke timus.

Aku memberimu cinta dan persahabatan.
Aku mencintaimu.
kamu adalah temanku juga

Tolong jangan katakan itu keras-keras, tapi bisikkan dari hatimu. Ulangi ini dengan setiap napas. Ulangi sampai nyaman. Jika Anda punya waktu sekarang, lakukan meditasi.

Adakah di antara Anda yang merasakan energi cinta dan persahabatan memancar dari pusat hati Anda? Atau Anda mungkin dapat melihat atau merasakan sesuatu, seperti gambar, suara, atau cerita.

Jika Anda merasakan perasaan seperti itu, jangan menahan diri dan teruskan dan alami seolah-olah Anda ingin melihat lebih banyak. Ini adalah bukti bahwa keberadaan yang tersembunyi di dalam diri mulai bergerak.

Juga, buatlah catatan tentang apa yang terjadi ketika Anda menggunakan energi cinta dan persahabatan sebelum Anda melupakannya.

Buku saya dibuat dari memo ini.

BASA JAWA (JAVANAIS)

HEALING KANGGO NGAKTIFAKE TIMUS

Selehake jempol tangan kiwa ing ndhuwur balung selangka kiwa. Selehake driji indeks tangan kiwa ing ndhuwur balung selangka tengen.

Selehake jempol tangan tengen ing driji indeks tangan kiwa. Selehake driji indeks tangan tengen ing jempol tangan kiwa.

Ora persis, nanging bayangake manawa timus ana ing kono.

Konsentrasi ing ambegan lan menehi katresnan lan paseduluran marang timus nalika sampeyan ambegan.

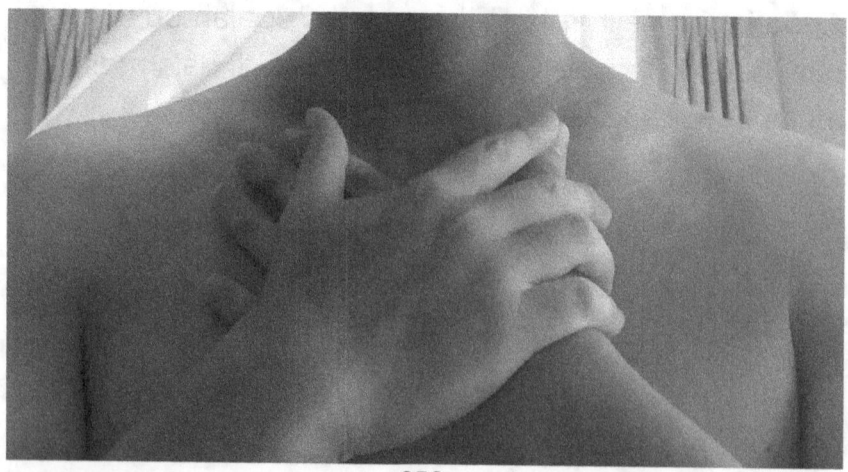

Nawakake katresnan lan paseduluran.
Aku tresna sampeyan.
kowe uga kancaku

Aja ngomong banter, nanging bisik-bisik ing ati. Baleni iki kanthi saben ambegan. Baleni nganti nyaman. Yen sampeyan duwe wektu saiki, nindakake meditasi.

Apa ana sing bisa ngrasakake energi katresnan lan kekancan sing metu saka atimu? Utawa bisa uga sampeyan bisa nuduhake aku kaya gambar, swara, crita.

Yen sampeyan ngrasakake rasa kaya ngono, aja nolak lan terusake lan alami kaya-kaya sampeyan pengin ndeleng luwih akeh. Iki minangka bukti yen orane sing ana ing dhiri sampeyan obah.

sawise semedi

Tulisen apa sing kedadeyan sadurunge sampeyan lali.

Bukuku digawe saka memo iki.

BASA SUNDA (SOUNDANAIS)

PENYEMBUHAN PIKEUN NGAKTIPKEUN TIMUS

Teundeun jempol leungeun kénca anjeun dina luhureun tulang selangka kénca anjeun. Teundeun ramo indéks leungeun kénca anjeun luhureun tulang selangka katuhu anjeun.

Teundeun jempol leungeun katuhu anjeun dina ramo indéks leungeun kénca anjeun. Teundeun ramo indéks leungeun katuhu anjeun dina jempol leungeun kénca anjeun.

Henteu persis, tapi bayangkeun yén aya timus di dinya.

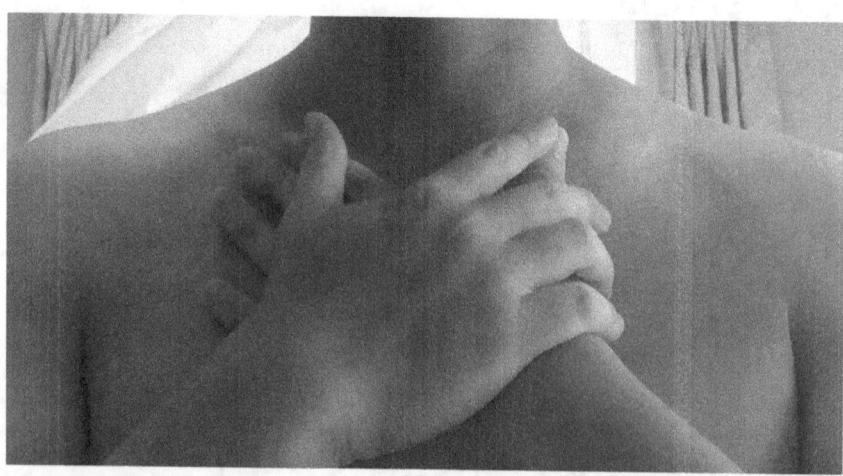

Konsentrasi dina napas anjeun sareng nawiskeun cinta sareng silaturahim ka timus anjeun nalika anjeun ngambekan.

Abdi masihan anjeun cinta sareng silaturahim.
abdi bogoh ka anjeun
anjeun ogé sobat kuring

Punten ulah nyariosna kaluar, tapi bisik tina haté anjeun. Ngulang ieu kalawan unggal napas. Ulang nepi ka nyaman. Upami anjeun gaduh waktos ayeuna, lakukeun semedi.

Naha anjeun tiasa ngaraos énergi cinta sareng silaturahim anu kaluar tina haté anjeun? Atanapi anjeun tiasa ningali atanapi ngaraosan hiji hal, sapertos gambar, sora, atanapi carita.

Upami anjeun tiasa ngaraosan parasaan sapertos kitu, tong ragu nyiptakeun kahayang pikeun ningali langkung seueur, teras teraskeun sareng ngalaman éta tanpa nolak. Ieu bukti yen mahluk batin nu disumputkeun di jero anjeun geus dimimitian gerak.

sanggeus tapa
Jieun catetan ngeunaan naon anu lumangsung saméméh anjeun poho.
Buku abdi didamel tina mémo ieu.

ILOCANO (ILOCANO)

KASANO NGA ITANDUDO TI ACTIVATION TI THYMUS

Ikabil ti abaga ti makannigid nga imam iti rabaw ti kannigid a tulang ti tengngedmo. Ikabil ti ramay a pagturongan ti makannigid nga imam iti ngato ti makannawan a tulang ti tengngedmo.

Ikabil ti abaga ti makannawan nga imam iti pagturongan a ramay ti makannigid nga imam. Ikabil ti ramay a pagturongan ti makannawan nga imam iti abaga ti makannigid nga imam.

Saan nga eksakto dayta, ngem panunotem nga agarup adda ti thymus.

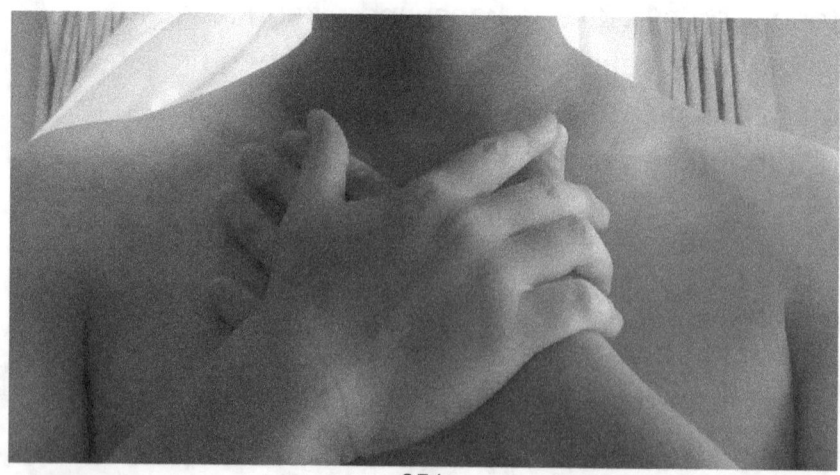

Ikonsentrarmo ti panagangesmo.
Bayat ti panagangesmo, itukonmo ti ayat ken
panaggayyem iti thymus.

Ikkankayo iti ayat ken panaggayyem.
Ay-ayaten ka
sika met ti gayyemko

Ibagam dayta iti pusom, a dimo ibaga iti napigsa.
Uliten daytoy iti tunggal anges. Uliten agingga a
komportable. No adda tiempom ita,
agmennamennatayo a kas iti kasasaadna.

Adda kadi asinoman kadakayo a makarikna iti enerhia
ti ayat ken panaggayyem nga agtaud iti pusoyo?
Wenno mabalin nga ipakitam kaniak ti maysa a banag,
kas iti ladawan, uni, estoria.

No mariknam dayta a rikna, dika agduadua a
mangpataud iti tarigagay a makakita iti ad-adu pay,
sige ket padasem dayta babaen ti bukodmo a
pagayatan nga awan ti panagresistir. Daytoy ti
pammaneknek a mangrugin nga aggaraw ti makin-
uneg a parsua a nailemmeng iti unegmo.

kalpasan ti panagmennamenna
Isuratmo ti napasamak sakbay a malipatam dayta.
Ti librok ket naaramid manipud iti daytoy a memo.

CEBUANO (CEBUANO)

MGA PAMAAGI SA PAGPASIUGDA SA PAGPAAKTIBO SA THYMUS

Ibutang ang kumagko sa imong wala nga kamot sa ibabaw sa imong wala nga collarbone. Ibutang ang tudlo sa imong wala nga kamot ibabaw sa imong tuo nga collarbone. Ibutang ang kumagko sa imong tuo nga kamot sa tudlo sa imong wala nga kamot. Ibutang ang tudlo sa imong tuo nga kamot sa kumagko sa imong wala nga kamot.

Hunahunaa nga adunay usa ka thymus didto.

Pagkonsentrar sa imong gininhawa ug ihalad ang gugma ug panaghigalaay sa Thymus samtang imong giginhawa.

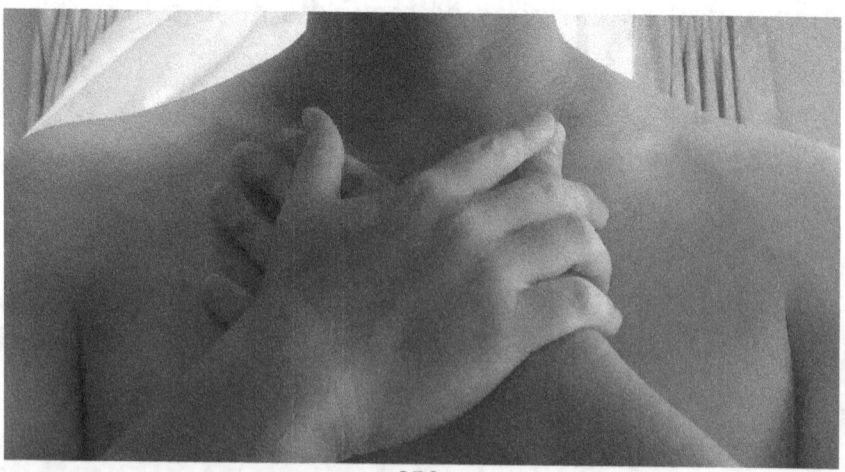

258

Gihatagan ko ikaw sa gugma ug panaghigalaay.
gihigugma tika
Ikaw ang akong suod nga higala usab.

Palihug ayaw isulti kini sa kusog, apan hunghong
gikan sa imong kasingkasing. Balika kini sa matag
gininhawa. Balika hangtod komportable. Kung naa kay
panahon karon, mamalandong lang ta.

Aduna ba kaninyoy mobati sa kusog sa gugma ug
panaghigalaay nga naggikan sa sentro sa inyong
kasingkasing? O tingali mahimo nimong ipakita
kanako ang usa ka butang, sama sa usa ka litrato, usa
ka tunog, usa ka istorya.

Kung mabati nimo kana nga pagbati, ayaw
pagpugong, gibati nga gusto nimo nga makakita pa,
ug padayon ug masinati kini nga wala'y pagsukol. Kini
mao ang pamatuod nga ang imong sulod nga
pagkatawo nagsugod sa paglihok.

Isulat kung unsa ang mahitabo kung gigamit nimo ang
kusog sa gugma ug panaghigalaay sa dili pa nimo kini
kalimtan.

Ang akong libro gihimo gikan niini nga memo.

TAGALOG (PHILIPPIN)

PAGPAPAGALING UPANG MAISAAKTIBO ANG THYMUS

Ilagay ang hinlalaki ng iyong kaliwang kamay sa ibabaw ng iyong kaliwang collarbone. Ilagay ang hintuturo ng iyong kaliwang kamay sa itaas ng iyong kanang collarbone.

Ilagay ang hinlalaki ng iyong kanang kamay sa hintuturo ng iyong kaliwang kamay. Ilagay ang hintuturo ng iyong kanang kamay sa hinlalaki ng iyong kaliwang kamay.

Ito ay hindi eksakto, ngunit isipin na ang thymus ay halos naroroon.

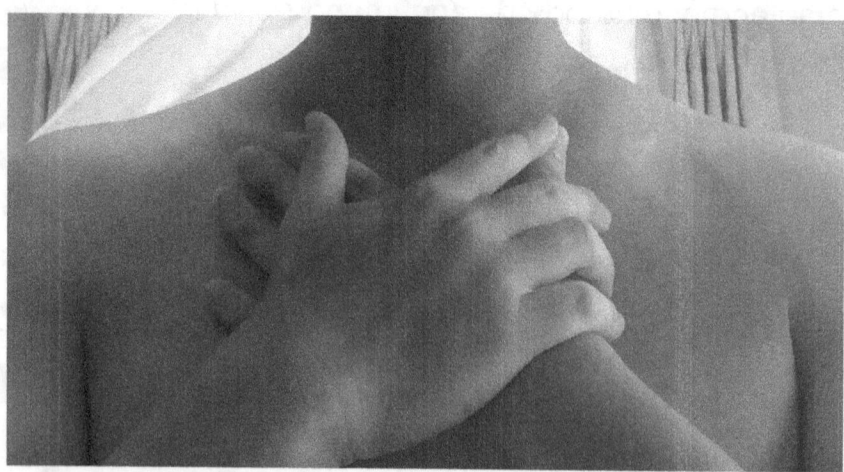

Tumutok sa iyong hininga at mag-alok ng pagmamahal at pagkakaibigan sa iyong thymus habang humihinga ka.

Binibigyan kita ng pagmamahal at pagkakaibigan.
Mahal kita
Bestfriend ko rin kayo.

Mangyaring huwag sabihin ito nang malakas, ngunit bulong mula sa iyong puso. Ulitin ito sa bawat paghinga. Ulitin hanggang kumportable. Kung may oras ka ngayon, magnilay na lang tayo.

Nararamdaman ba ng sinuman sa inyo ang lakas ng pagmamahal at pagkakaibigan na nagmumula sa gitna ng iyong puso? O baka may maipakita ka sa akin, tulad ng isang larawan, isang tunog, isang kuwento.

Kung ganoon ang nararamdaman mo, huwag kang magpigil at magpatuloy at maranasan mo na parang gusto mong makita pa. Ito ay patunay na ang iyong panloob na pagkatao ay nagsisimula nang gumalaw.

Itala kung ano ang mangyayari kapag ginamit mo ang lakas ng pag-ibig at pagkakaibigan bago mo ito makalimutan.

Ang aking libro ay ginawa mula sa memo na ito.

繁體中文 (CHINOIS (TRADITIONNEL))

如何促進胸腺的活化

將左手的拇指放在左鎖骨上方。
將左手的食指放在右鎖骨上方。

將右手的拇指放在左手的食指上。
將右手的食指放在左手的拇指上。

這並不准確，但想像一下胸腺大致就在那裡。

專注於你的呼吸。
當你呼氣時，向胸腺提供愛和友誼。

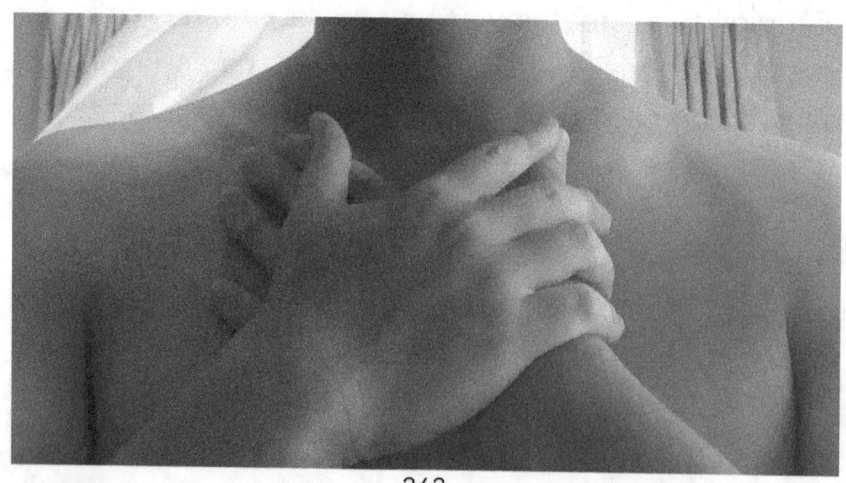

我給你愛和友誼。
我愛你。
你也是我的朋友。

請不要大聲說出來，而是發自內心地低語。 每次呼吸都重複這個。 重複直到舒服為止。 如果你現在有時間，讓我們靜心吧。

你們中有人能感受到從內心深處散發出的愛與友誼的能量嗎？或者您可能能夠看到或感覺到某些東西，例如圖片、聲音或故事。

如果你有這種感覺，不要退縮，不要抗拒地去體驗它，就好像你想看到更多一樣。這證明你內在的存在正在開始移動。

另外，在你忘記它之前記下當你使用愛和友誼的能量時會發生什麼。

我的書就是根據這份備忘錄製作的。

從這個"如何促進胸腺的活化"中獲得的知識已經成為一本書。 在"Amazon"上可用。 如果您有興趣，請購買。

 繁體中文和日文雙語書籍
Amazon Paperback：

美國：https://www.amazon.com/dp/B0BD85B735
日本：https://www.amazon.co.jp/dp/B0BD85B735
英國：https://www.amazon.co.uk/dp/B0BD85B735
德國：https://www.amazon.de/dp/B0BD85B735
法國：https://www.amazon.fr/dp/B0BD85B735
西班牙：https://www.amazon.es/dp/B0BD85B735
意大利：https://www.amazon.it/dp/B0BD85B735
荷蘭：https://www.amazon.nl/dp/B0BD85B735
波蘭：https://www.amazon.pl/dp/B0BD85B735
瑞典：https://www.amazon.se/dp/B0BD85B735
加拿大：https://www.amazon.ca/dp/B0BD85B735
澳大利亞：https://www.amazon.com.au/dp/B0BD85B735

Amazon Kindle（電子書）：
墨西哥：https://www.amazon.com.mx/dp/B0BDDQ7MLL
巴西：https://www.amazon.com.br/dp/B0BDDQ7MLL
印度：https://www.amazon.in/dp/B0BDDQ7MLL

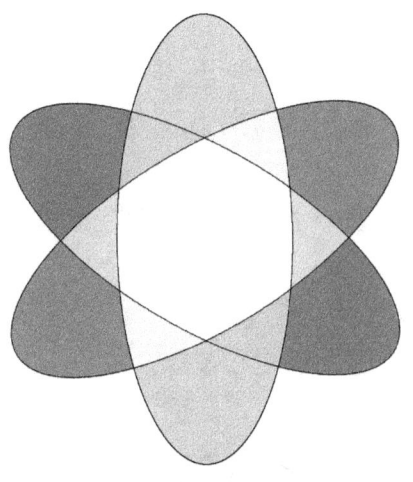

简体中文 (CHINOIS (SIMPLIFIÉ))

促进胸腺活化的方法

将左手的拇指放在左锁骨上方。
将左手的食指放在右锁骨上方。

将右手的拇指放在左手的食指上。
将右手的食指放在左手的拇指上。

这并不准确，但想象一下胸腺大致就在那里。

专注于你的呼吸。
当你呼气时，向胸腺提供爱和友谊。

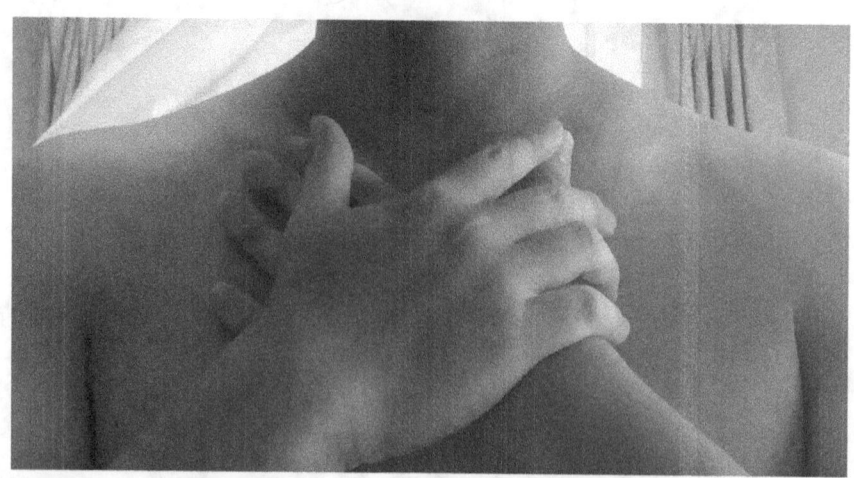

我向你献上我的爱和友谊。

我爱你。

你也是我的朋友。

请不要大声说出来，而是发自内心地低语。 每次呼吸都重复这个。 重复直到舒服为止。 如果你现在有时间，让我们静心吧。

你们中有人能感受到从内心深处散发出的爱与友谊的能量吗？或者您可能能够看到或感觉到某些东西，例如图片、声音或故事。

如果你有这种感觉，不要退缩，不要抗拒地去体验它，就好像你想看到更多一样。这证明你内在的存在正在开始移动。

另外，在你忘记它之前记下当你使用爱和友谊的能量时会发生什么。

我的书就是根据这份备忘录制作的。

从这个" 胸腺激活愈合"中获得的知识已经成为一本书。 在
"Amazon"上可用。 如果您有兴趣， 请购买。

 简体中文和日文双语书籍
Amazon Paperback：

美国：https://www.amazon.com/dp/B0BHG869HF
日本：https://www.amazon.co.jp/dp/B0BHG869HF
加拿大：https://www.amazon.ca/dp/B0BHG869HF
澳大利亚：https://www.amazon.com.au/dp/B0BHG869HF
英国：https://www.amazon.co.uk/dp/B0BHG869HF
法国：https://www.amazon.fr/dp/B0BHG869HF
西班牙：https://www.amazon.es/dp/B0BHG869HF
意大利：https://www.amazon.it/dp/B0BHG869HF
德国：https://www.amazon.de/dp/B0BHG869HF
荷兰：https://www.amazon.nl/dp/B0BHG869HF
波兰：https://www.amazon.pl/dp/B0BHG869HF
瑞典：https://www.amazon.se/dp/B0BHG869HF

Amazon Kindle（eBook） ：
墨西哥：https://www.amazon.com.mx/dp/B0BHDBR7BS
巴西：https://www.amazon.com.br/dp/B0BHDBR7BS
印度：https://www.amazon.in/dp/B0BHDBR7BS

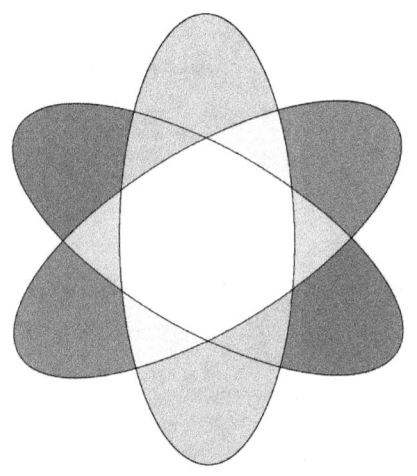

МОНГОЛ (MONGOL)

ТИМУСЫГ ИДЭВХЖҮҮЛЭХИЙН ТУЛД ЭДГЭЭХ

Зүүн гарынхаа эрхий хурууг зүүн эгэмний дээд талд байрлуул. Зүүн гарынхаа долоовор хурууг баруун эгэмний дээр тавь.

Баруун гарынхаа эрхий хурууг зүүн гарын долоовор хуруун дээр тавь. Баруун гарын долоовор хуруугаа зүүн гарынхаа эрхий хуруун дээр тавь.

Яг тийм биш, гэхдээ тэнд тимус байдаг гэж төсөөлөөд үз дээ.

Амьсгал дээрээ анхаарлаа төвлөрүүл. Уушигнаасаа амьсгалахдаа тимусдаа хайр, нөхөрлөлийг өргө.

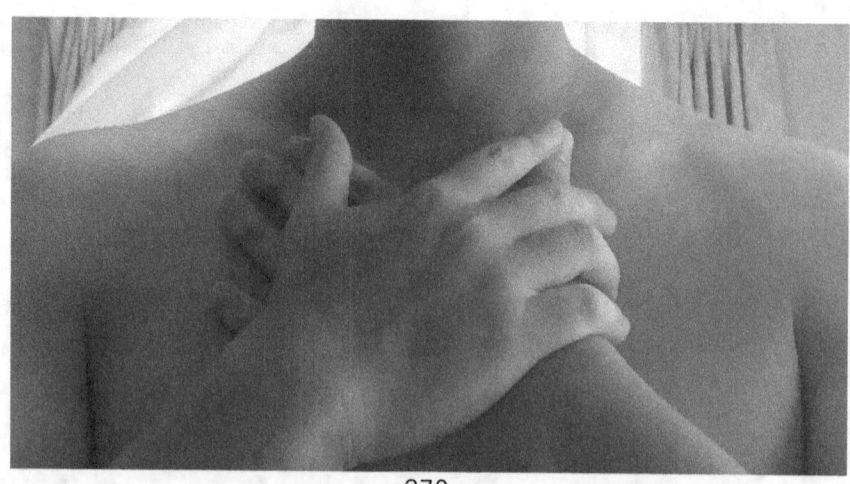

Би чамд хайр, нөхөрлөлийг өгдөг.
Би чамд хайртай
чи ч бас миний найз

Үүнийг чангаар битгий хэл, зүрхэндээ шивнээрэй.
Амьсгал бүрт үүнийг давт. Тав тухтай болтол
давтана. Хэрэв танд одоо цаг байгаа бол бясалгал
хий.

Та нарын хэн нэг нь зүрх сэтгэлийнхээ төвөөс гарч
буй хайр, нөхөрлөлийн энергийг мэдэрч чадах уу?
Эсвэл тэд танд зураг, дуу чимээ, түүх гэх мэт ямар
нэг зүйлийг үзүүлж магадгүй.

Хэрэв танд ийм мэдрэмж төрж байгаа бол бүү
барь, цаашаа яв, илүү ихийг харахыг хүсч байгаа
мэт эсэргүүцэхгүйгээр үүнийг мэдрээрэй. Энэ бол
таны дотор нуугдаж буй оршихуй хөдөлж эхэлсний
баталгаа юм.

бясалгалын дараа

Мартахаас өмнө юу болсныг тэмдэглэ.

Миний ном энэ тэмдэглэлээс бүтсэн.

한국어 (CORÉEN)

흉선 활성화를 촉진하는 절차

왼쪽 손 엄지손가락을 왼쪽 쇄골의 상단에 놓습니다.
왼쪽 손 검지 손가락을 오른쪽 쇄골의 상단에 놓습니다.

오른쪽 손 엄지손가락을 왼쪽 손 검지에 놓습니다.
오른쪽 손 검지 손가락을 왼쪽 손 엄지에 놓습니다.

거기에 당신의 흉선이 있다고 상상해보십시오.

호흡에 집중하십시오.

숨을 내쉬면서 흉선에 사랑과 우정을 바칩니다.

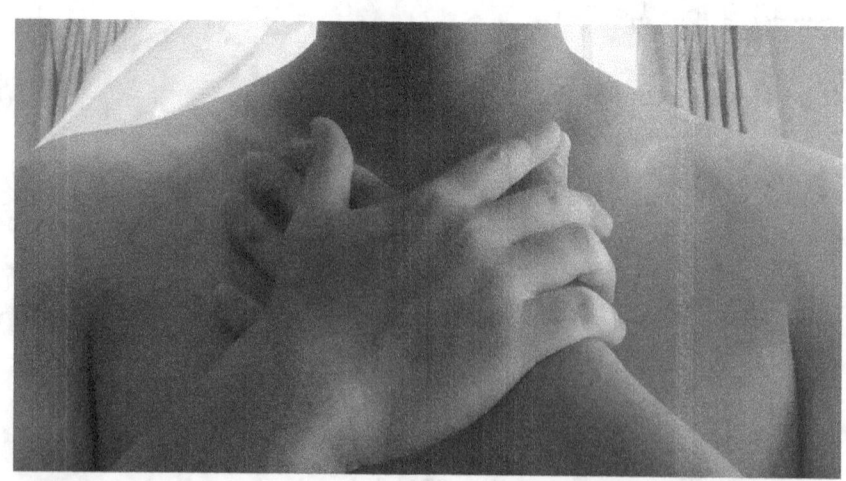

당신에게 사랑과 우정을 드리겠습니다.

내가 당신을 사랑합니다.

당신도 내 가장 친한 친구입니다.

목소리를 내지 않고 마음의 목소리로 속삭여주세요. 숨을 쉴 때마다 반복합니다. 기분이 좋아질 때까지 반복합니다. 지금 당신에게 시간적 여유가 있다면 명상을합시다.

하트에서 나오고 있습니다, 사랑과 우정의 에너지의 감각을 느낄 수 있는 분은 계십니까? 또는 그림, 소리, 이야기 등 무언가를 보거나 느낄 수 있습니다.

그런 감각을 느낄 수 있으면, 삼가하지 않고 더 보고 싶은 마음을 만들어, 항심 없이 진행해 체험을 해 갑시다. 이것은 당신의 자기에게 내재하는 존재가 움직이기 시작하고 있다는 증거입니다.

일어난 일은 잊지 말고 메모에 적어 둡시다.

내 책은이 메모로 만들어졌습니다.

이 흉선 활성화 치유의 히스토리가 책이되었습니다. Amazon에서
판매 중. 관심있는 분은 구입하십시오.

 한국어와 일본어 이중 언어 책
Amazon Paperback:

미국: https://www.amazon.com/dp/B0BGKMWXHL
일본: https://www.amazon.co.jp/dp/B0BGKMWXHL
영국: https://www.amazon.co.uk/dp/B0BGKMWXHL
프랑스: https://www.amazon.fr/dp/B0BGKMWXHL
독일: https://www.amazon.de/dp/B0BGKMWXHL
네덜란드: https://www.amazon.nl/dp/B0BGKMWXHL
스페인: https://www.amazon.es/dp/B0BGKMWXHL
이탈리아: https://www.amazon.it/dp/B0BGKMWXHL
폴란드: https://www.amazon.pl/dp/B0BGKMWXHL
스웨덴: https://www.amazon.se/dp/B0BGKMWXHL
캐나다: https://www.amazon.ca/dp/B0BGKMWXHL
호주: https://www.amazon.com.au/dp/B0BGKMWXHL

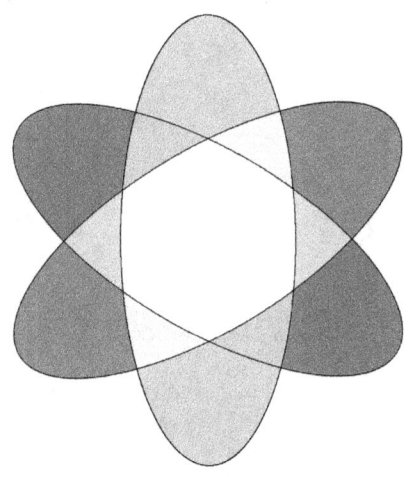

日本語 (JAPONAIS)

胸腺（きょうせん）活性化ヒーリング

　左側の手の親指を左側の鎖骨の上側にセットします。左側の手の人差し指を右側の鎖骨の上側にセットします。

　右側の手の親指を左側の手の人差し指に置きます。右側の手の人差し指を左側の手の親指に置きます。

　正確ではありませんが、だいたいその辺りに胸腺があると想像してください。

　呼吸に集中してください。

　息を吐き出しながら、胸腺に愛と友情を捧げます。

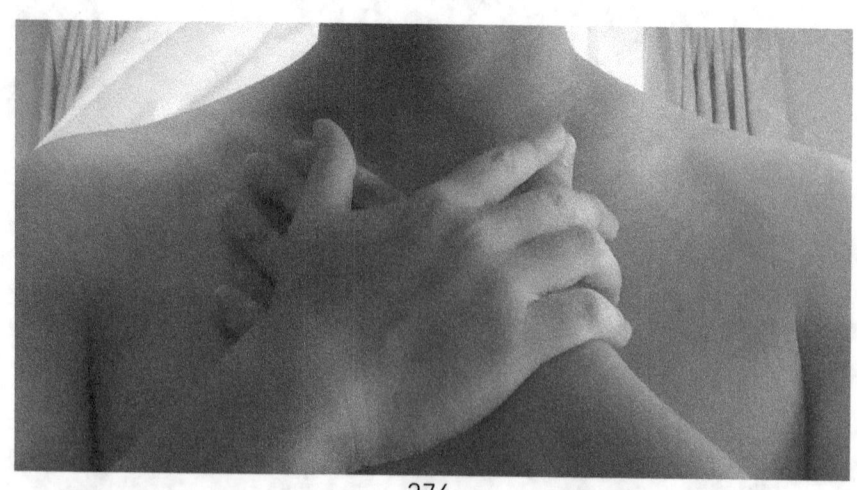

あなたに愛と友情をささげます。
あなたを愛しています。
あなたも私の友達です。

　声に出さず、心の声でささやいてください。これを息継ぎ
のたびに繰り返していきます。快適になるまで繰り返してい
きます。今のあなたに、時間的余裕があるなら、そのまま、
瞑想をしましょう。

　ハートの中心から出てまいります愛と友情のエネルギー
の感覚を感じられた方はいらっしゃいますか？または、絵や
音や物語など、何かを見せてもらえるかもしれません。

　そんな感覚を感じることができたら自分でこさえないで、
もっと見せて欲しいと思うように、抗わずに進んで体験して
いきましょう。これは、自己に内在する存在が動き出してい
る、その証拠なんです。

　また、愛と友情のエネルギーの使い方をして起きたことは
忘れないうちにメモに書き留めておきましょう。

　僕の本はこのメモから作られています。

この胸腺活性化ヒーリングのヒストリーが書籍になりました。Amazon で販売されています。ご興味のある方はお買い求めください。

 日本語のモノリンガル本
胸腺活性化ヒーリング　日本語のみ
紙の書籍（ペーパーバック）

日本：https://www.amazon.co.jp/dp/B0BQRVFSFG
米国: https://www.amazon.com/dp/B0BQRVFSFG
英国: https://www.amazon.co.uk/dp/B0BQRVFSFG
オランダ: https://www.amazon.nl/dp/B0BQRVFSFG
イタリア: https://www.amazon.it/dp/B0BQRVFSFG
ドイツ: https://www.amazon.de/dp/B0BQRVFSFG
フランス: https://www.amazon.fr/dp/B0BQRVFSFG
スペイン: https://www.amazon.es/dp/B0BQRVFSFG
ポーランド: https://www.amazon.pl/dp/B0BQRVFSFG
スウェーデン: https://www.amazon.se/dp/B0BQRVFSFG
カナダ: https://www.amazon.ca/dp/B0BQRVFSFG
オーストラリア: https://www.amazon.com.au/dp/B0BQRVFSFG

電子書籍（Kindle）
ブラジル: https://www.amazon.com.br/dp/B0BQVF2WY6
メキシコ: https://www.amazon.com.mx/dp/B0BQVF2WY6
インド: https://www.amazon.in/dp/B0BQVF2WY6

英語と日本語のバイリンガル本

Thymus activation healing: 胸腺活性化
ヒーリング

Amazon ペーパーバック (US ブック形式 6" x 9" で販売):
日本：https://www.amazon.co.jp/dp/B0BDBB9DSD
米国: https://www.amazon.com/dp/B0BDBB9DSD
英国: https://www.amazon.co.uk/dp/B0BDBB9DSD
ドイツ: https://www.amazon.de/dp/B0BDBB9DSD
フランス: https://www.amazon.fr/dp/B0BDBB9DSD
スペイン: https://www.amazon.es/dp/B0BDBB9DSD
イタリア: https://www.amazon.it/dp/B0BDBB9DSD
オランダ: https://www.amazon.nl/dp/B0BDBB9DSD
ポーランド: https://www.amazon.pl/dp/B0BDBB9DSD
スウェーデン: https://www.amazon.se/dp/B0BDBB9DSD
カナダ: https://www.amazon.ca/dp/B0BDBB9DSD
オーストラリア: https://www.amazon.com.au/dp/B0BDBB9DSD

Amazon Kindle 版 (電子書籍):
メキシコ: https://www.amazon.com.mx/dp/B0B9S21PJS
ブラジル: https://www.amazon.com.br/dp/B0B9S21PJS
インド: https://www.amazon.in/dp/B0B9S21PJS

РУССКИЙ (RUSSE)

ПРОЦЕДУРЫ, СПОСОБСТВУЮЩИЕ АКТИВАЦИИ ТИМУСА (ВИЛОЧКОВАЯ ЖЕЛЕЗА)

Поместите большой палец левой руки поверх левой ключицы. Поместите указательный палец левой руки над правой ключицей.

Положите большой палец правой руки на указательный палец левой руки. Поместите указательный палец правой руки на большой палец левой руки.

Это не точно, но представьте, что вилочковая железа примерно там.

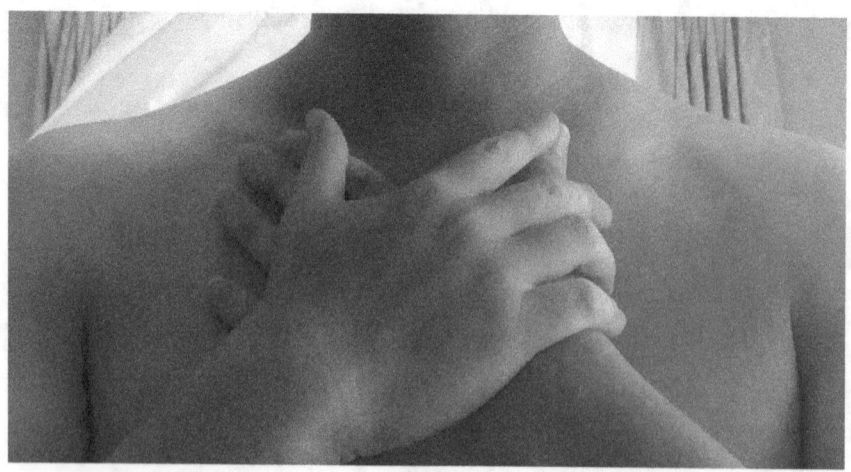

Сконцентрируйтесь на своем дыхании и предложите любовь и дружбу вилочковой железе на выдохе.

Я дарю тебе любовь и дружбу.
Я тебя люблю.
ты тоже мой друг.

Пожалуйста, не говорите это вслух, а шепните в своем сердце. Повторяйте это с каждым вдохом. Повторяйте до комфортного состояния. Если у вас сейчас есть время, займитесь медитацией.

Может ли кто-нибудь из вас почувствовать энергию любви и дружбы, исходящую из центра вашего сердца? Или, может быть, вы можете показать мне что-нибудь, например, картинку, звук, историю.

Если вы так чувствуете, не сдерживайтесь и идите вперед и испытайте это так, как будто вы хотите увидеть больше. Это доказательство того, что ваше внутреннее существо начинает двигаться.

после медитации

Запишите, что произошло, прежде чем вы это забудете.

Моя книга сделана из этой памятки.

Знания, полученные в результате этого «заживление активации тимуса», стали книгой. Доступно на «Amazon». Пожалуйста, купите, если вы заинтересованы.

Книга двомовна російською та японською мовами

Amazon Paperback:
Польша: https://www.amazon.pl/dp/B0BFTWLMGM
Швеция: https://www.amazon.se/dp/B0BFTWLMGM
Германия: https://www.amazon.de/dp/B0BFTWLMGM
Нидерланды: https://www.amazon.nl/dp/B0BFTWLMGM
Великобритания: https://www.amazon.co.uk/dp/B0BFTWLMGM
Франция: https://www.amazon.fr/dp/B0BFTWLMGM
Италия: https://www.amazon.it/dp/B0BFTWLMGM
Испания: https://www.amazon.es/dp/B0BFTWLMGM
США: https://www.amazon.com/dp/B0BFTWLMGM
Канада: https://www.amazon.ca/dp/B0BFTWLMGM
Австралия: https://www.amazon.com.au/dp/B0BFTWLMGM
Япония: https://www.amazon.co.jp/dp/B0BFTWLMGM

Amazon Kindle (eBook):
Мексика: https://www.amazon.com.mx/dp/B0BG9J6RRZ
Бразилия: https://www.amazon.com.br/dp/B0BG9J6RRZ
Индия: https://www.amazon.in/dp/B0BG9J6RRZ

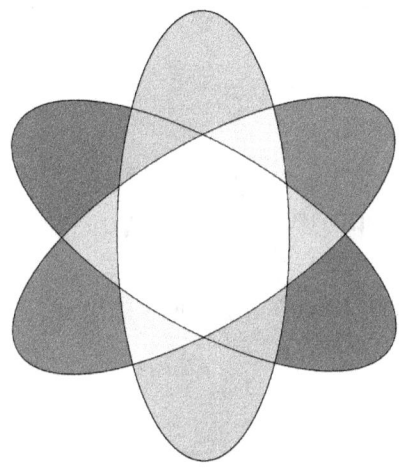

УКРАЇНСЬКА (UKRAINIEN)

ЯК СПРИЯТИ АКТИВАЦІЇ ТИМУСА

Покладіть великий палець лівої руки на ліву ключицю. Покладіть вказівний палець лівої руки над ключицею правої руки.

Покладіть великий палець правої руки на вказівний палець лівої руки. Покладіть вказівний палець правої руки на великий палець лівої руки.

Уявіть, що там ваш тимус.

Зосередьтеся на своєму диханні.
Видихаючи, запропонуйте тимусу любов і дружбу.

Я пропоную тобі свою любов і дружбу.
я тебе люблю
ти теж мій друг

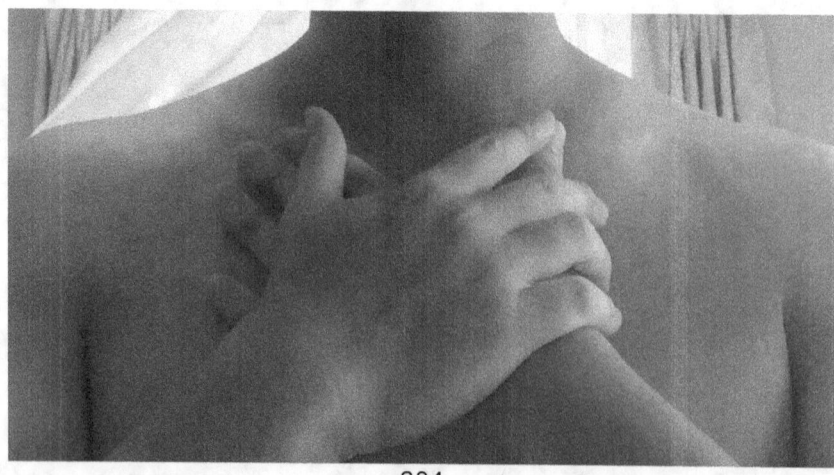

Будь ласка, не кажіть це вголос, а шепочіть від серця. Повторюйте це з кожним вдихом. Повторюйте, поки не стане комфортно. Якщо у вас зараз є час, займіться медитацією.

Чи може хтось із вас відчути енергію любові та дружби, що виходить із центру вашого серця? Або, можливо, ви можете показати мені щось, наприклад зображення, звук, історію.

Якщо ви так відчуваєте, не стримуйтесь і переживайте це так, ніби хочете побачити більше. Це доказ того, що існування, притаманне самості, починає рухатися.

Крім того, запишіть, що відбувається, коли ви використовуєте енергію любові та дружби, перш ні ж забудете про це.

Моя книга заснована на цьому меморандумі.

Історія цього Як сприяти активації тимуса стала книгою. Доступний на Amazon. Будь ласка, купіть, якщо ви зацікавлені.

Українська одномовна книга

Як сприяти активації тимуса: тільки українською: Paperback

Польща: https://www.amazon.pl/dp/B0BRM5697T
Німеччина: https://www.amazon.de/dp/B0BRM5697T
Нідерланди: https://www.amazon.nl/dp/B0BRM5697T
Швеція: https://www.amazon.se/dp/B0BRM5697T
Велика Британія: https://www.amazon.co.uk/dp/B0BRM5697T
Франція: https://www.amazon.fr/dp/B0BRM5697T
Іспанія: https://www.amazon.es/dp/B0BRM5697T
Італія: https://www.amazon.it/dp/B0BRM5697T
США: https://www.amazon.com/dp/B0BRM5697T
Канада: https://www.amazon.ca/dp/B0BRM5697T
Австралія: https://www.amazon.com.au/dp/B0BRM5697T
Японія: https://www.amazon.co.jp/dp/B0BRM5697T

Двомовна книга українською та японською мовами

Amazon Paperback (продається у форматі книги США 6 x 9 дюймів):

Польща: https://www.amazon.pl/dp/B0BJ4YJHJ8
Німеччина: https://www.amazon.de/dp/B0BJ4YJHJ8
Нідерланди: https://www.amazon.nl/dp/B0BJ4YJHJ8
Швеція: https://www.amazon.se/dp/B0BJ4YJHJ8
Велика Британія: https://www.amazon.co.uk/dp/
B0BJ4YJHJ8
Франція: https://www.amazon.fr/dp/B0BJ4YJHJ8
Іспанія: https://www.amazon.es/dp/B0BJ4YJHJ8
Італія: https://www.amazon.it/dp/B0BJ4YJHJ8
США: https://www.amazon.com/dp/B0BJ4YJHJ8
Канада: https://www.amazon.ca/dp/B0BJ4YJHJ8
Австралія: https://www.amazon.com.au/dp/B0BJ4YJHJ8
Японія: https://www.amazon.co.jp/dp/B0BJ4YJHJ8

Amazon Kindle (електронні книги):
Мексика: https://www.amazon.com.mx/dp/B0BJDXKCGS
Бразилія: https://www.amazon.com.br/dp/B0BJDXKCGS
Індія: https://www.amazon.in/dp/B0BJDXKCGS

SVENSKA (SUÉDOIS)

LÄKNING FÖR ATT AKTIVERA TYMUS, ELLER BRÄSSEN

Placera tummen på din vänstra hand ovanpå ditt vänstra nyckelben. Placera pekfingret på din vänstra hand ovanför ditt högra nyckelben.

Placera tummen på din högra hand på pekfingret på din vänstra hand. Placera pekfingret på din högra hand på tummen på din vänstra hand.

Föreställ dig att det finns en tymus där.

Koncentrera dig på din andning.
När du andas ut, ge kärlek och vänskap till tymus.

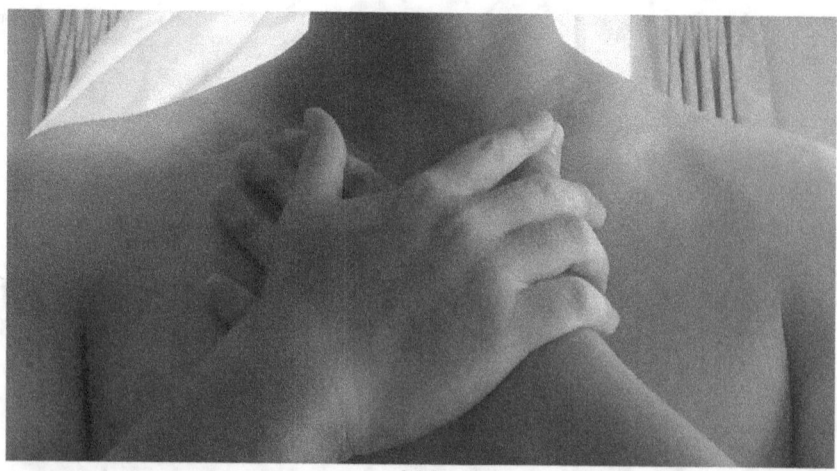

288

Jag erbjuder dig min kärlek och vänskap.
jag älskar dig
du är min vän också

Säg det inte högt utan viska i ditt hjärta. Upprepa
detta med varje andetag. Upprepa tills det är
bekvämt. Om du har tid nu, låt oss meditera som det
är.

Kan någon av er känna energin av kärlek och vänskap
som kommer från ert hjärta? Eller så kanske du kan
visa mig något som en bild, ett ljud, en historia.

Om du känner så, håll inte tillbaka och fortsätt och
upplev det som att du vill se mer av det. Detta är
beviset på att tillvaron som är inneboende i jaget
börjar röra på sig.

Anteckna vad som händer när du använder energin
av kärlek och vänskap innan du glömmer det.

Min bok är gjord av detta memo.

Historien om denna Läkning för att aktivera tymus, eller brässen har blivit en bok. Finns på Amazon. Köp gärna om du är intresserad.

 Svensk enspråkig bok

Läkning för att aktivera tymus, eller brässen: Endast svensk: Pocketbok

Sverige: https://www.amazon.se/dp/B0BRDCP3KY
Polen: https://www.amazon.pl/dp/B0BRDCP3KY
Tyskland: https://www.amazon.de/dp/B0BRDCP3KY
Nederländerna: https://www.amazon.nl/dp/B0BRDCP3KY
Storbritannien: https://www.amazon.co.uk/dp/B0BRDCP3KY
Frankrike: https://www.amazon.fr/dp/B0BRDCP3KY
Italien: https://www.amazon.it/dp/B0BRDCP3KY
Spanien: https://www.amazon.es/dp/B0BRDCP3KY
USA: https://www.amazon.com/dp/B0BRDCP3KY
Kanada: https://www.amazon.ca/dp/B0BRDCP3KY
Australien: https://www.amazon.com.au/dp/B0BRDCP3KY
Japan: https://www.amazon.co.jp/dp/B0BRDCP3KY

Amazon Kindle (e-böcker):
Mexiko: https://www.amazon.com.mx/dp/B0BZL352JH
Brasilien: https://www.amazon.com.br/dp/B0BZL352JH
Indien: https://www.amazon.in/dp/B0BZL352JH

 Tvåspråkig bok på svenska och japanska

Amazon Pocketbok (säljs i amerikanskt bokformat 6" x 9"):

Sverige: https://www.amazon.se/dp/B0BN21JMNZ
USA: https://www.amazon.com/dp/B0BN21JMNZ
Storbritannien: https://www.amazon.co.uk/dp/B0BN21JMNZ
Tyskland: https://www.amazon.de/dp/B0BN21JMNZ
Frankrike: https://www.amazon.fr/dp/B0BN21JMNZ
Spanien: https://www.amazon.es/dp/B0BN21JMNZ
Italien: https://www.amazon.it/dp/B0BN21JMNZ
Nederländerna: https://www.amazon.nl/dp/B0BN21JMNZ
Polen: https://www.amazon.pl/dp/B0BN21JMNZ
Japan: https://www.amazon.co.jp/dp/B0BN21JMNZ
Kanada: https://www.amazon.ca/dp/B0BN21JMNZ
Australien: https://www.amazon.com.au/dp/B0BN21JMNZ

Amazon Kindle (e-böcker):
Mexiko: https://www.amazon.com.mx/dp/B0BNN5DJ4K
Brasilien: https://www.amazon.com.br/dp/B0BNN5DJ4K
Indien: https://www.amazon.in/dp/B0BNN5DJ4K

JĘZYK POLSKI (POLONAIS)

METODY PROMOWANIA AKTYWACJI GRASICY

Umieść kciuk lewej ręki na lewym obojczyku. Umieść palec wskazujący lewej ręki nad prawym obojczykiem.

Umieść kciuk prawej ręki na palcu wskazującym lewej ręki. Umieść palec wskazujący prawej dłoni na kciuku lewej dłoni.

Nie jest to dokładne, ale wyobraź sobie, że mniej więcej tam jest grasica.

Skoncentruj się na oddychaniu.
Podczas wydechu ofiaruj grasicy miłość i przyjaźń.

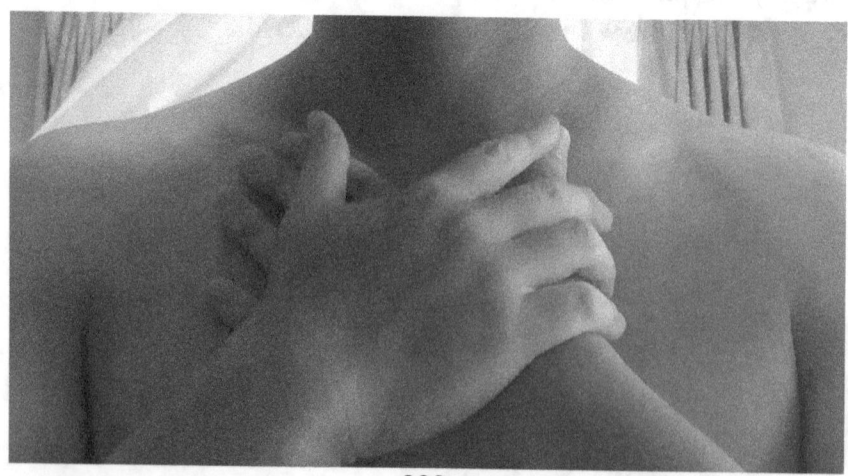

Daję ci miłość i przyjaźń.
kocham Cię
jesteś też moim przyjacielem

Proszę, nie mów tego na głos, ale szepnij w swoim sercu. Powtarzaj to z każdym oddechem. Powtarzaj, aż poczujesz się komfortowo. Jeśli masz teraz czas, medytuj.

Czy ktokolwiek z was czuje energię miłości i przyjaźni emanującą z waszego serca? A może możesz pokazać mi coś w rodzaju obrazu, dźwięku, historii.

Jeśli czujesz się w ten sposób, nie powstrzymuj się i idź naprzód i doświadczaj tego tak, jakbyś chciał zobaczyć więcej. Jest to dowód na to, że wewnętrzna istota, która jest nieodłączna od ciebie, jest w ruchu.

Zanotuj, co się dzieje, gdy używasz energii miłości i przyjaźni, zanim o tym zapomnisz.

Moja książka powstała z tej notatki.

Historia tego Uzdrowienie aktywujące grasicę stała się książką. Dostępne na Amazonie. Zapraszam do zakupu jeśli jesteś zainteresowany.

 Polska książka jednojęzyczna

Uzdrowienie aktywujące grasicę: tylko w języku polskim: Miękka oprawa

Polska: https://www.amazon.pl/dp/B0BRLK4LXV
Niemcy: https://www.amazon.de/dp/B0BRLK4LXV
Holandia: https://www.amazon.nl/dp/B0BRLK4LXV
Szwecja: https://www.amazon.se/dp/B0BRLK4LXV
Francja: https://www.amazon.fr/dp/B0BRLK4LXV
Włochy: https://www.amazon.it/dp/B0BRLK4LXV
Wielka Brytania: https://www.amazon.co.uk/dp/B0BRLK4LXV
Hiszpania: https://www.amazon.es/dp/B0BRLK4LXV
Stany Zjednoczone: https://www.amazon.com/dp/B0BRLK4LXV
Kanada: https://www.amazon.ca/dp/B0BRLK4LXV
Australia: https://www.amazon.com.au/dp/B0BRLK4LXV
Japonia: https://www.amazon.co.jp/dp/B0BRLK4LXV

 Dwujęzyczna książka w języku polskim i japońskim

Amazon Miękka oprawa (sprzedana w amerykańskim formacie książki 6" x 9"):

Polska: https://www.amazon.pl/dp/B0BJYM8858
Niemcy: https://www.amazon.de/dp/B0BJYM8858
Szwecja: https://www.amazon.se/dp/B0BJYM8858
Holandia: https://www.amazon.nl/dp/B0BJYM8858
Wielka Brytania: https://www.amazon.co.uk/dp/B0BJYM8858
Francja: https://www.amazon.fr/dp/B0BJYM8858
Hiszpania: https://www.amazon.es/dp/B0BJYM8858
Włochy: https://www.amazon.it/dp/B0BJYM8858
Stany Zjednoczone: https://www.amazon.com/dp/B0BJYM8858
Kanada: https://www.amazon.ca/dp/B0BJYM8858
Australia: https://www.amazon.com.au/dp/B0BJYM8858
Japonia: https://www.amazon.co.jp/dp/B0BJYM8858

Amazon Kindle (eBook):
Mexico: https://www.amazon.com.mx/dp/B0BJZV7F17
Brazil: https://www.amazon.com.br/dp/B0BJZV7F17
Indie: https://www.amazon.in/dp/B0BJZV7F17

NEDERLANDS (NÉERLANDAIS)

THYMUS ACTIVATIE GENEZING

Plaats de duim van je linkerhand bovenop je linkersleutelbeen. Plaats de wijsvinger van uw linkerhand boven uw rechter sleutelbeen.

Plaats de duim van je rechterhand op de wijsvinger van je linkerhand. Plaats de wijsvinger van uw rechterhand op de duim van uw linkerhand.

Het is niet exact, maar stel je voor dat de thymus er ongeveer is.

Concentreer je op je ademhaling. Terwijl je uitademt, bied je liefde en vriendschap aan de thymus.

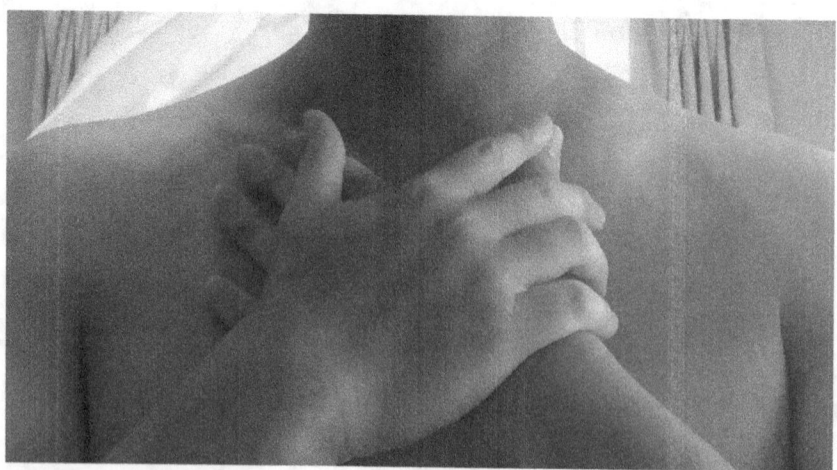

Ik geef je liefde en vriendschap.
ik houd van je.
jij bent ook mijn vriend.

Zeg het alsjeblieft niet hardop, maar fluister vanuit je hart. Herhaal dit bij elke ademhaling. Herhaal tot het comfortabel is. Als je nu tijd hebt, doe dan aan meditatie.

Kan iemand van jullie de energie van liefde en vriendschap voelen die uit het centrum van je hart komt? Of misschien kun je me iets laten zien, zoals een foto, een geluid, een verhaal.

Als je je zo voelt, houd je dan niet in en ga je gang en ervaar het alsof je er meer van wilt zien. Dit is het bewijs dat het bestaan dat inherent is aan het zelf in beweging komt.

Noteer wat er gebeurt als je de energie van liefde en vriendschap gebruikt voordat je het vergeet.

Mijn boek is gemaakt van deze memo.

De geschiedenis van deze Thymus activatie genezing
is een boek geworden. Beschikbaar op Amazon.
Gelieve te kopen als u geïnteresseerd bent.

 Nederlands enige boek

Thymus activatie genezing: Alleen in het
Nederlands: Paperback

Nederland: https://www.amazon.nl/dp/B0BRDHZ4FL
Duitsland: https://www.amazon.de/dp/B0BRDHZ4FL
Frankrijk: https://www.amazon.fr/dp/B0BRDHZ4FL
Verenigd Koninkrijk: https://www.amazon.co.uk/dp/B0BRDHZ4FL
Zweden: https://www.amazon.se/dp/B0BRDHZ4FL
Italië: https://www.amazon.it/dp/B0BRDHZ4FL
Spanje: https://www.amazon.es/dp/B0BRDHZ4FL
Polen: https://www.amazon.pl/dp/B0BRDHZ4FL
Verenigde Staten: https://www.amazon.com/dp/B0BRDHZ4FL
Canada: https://www.amazon.ca/dp/B0BRDHZ4FL
Australië: https://www.amazon.com.au/dp/B0BRDHZ4FL
Japan: https://www.amazon.co.jp/dp/B0BRDHZ4FL

Amazon Kindle-editie (e-books):
Mexico: https://www.amazon.com.mx/dp/B0BZKZK1YF
Brazilië: https://www.amazon.com.br/dp/B0BZKZK1YF
India: https://www.amazon.in/dp/B0BZKZK1YF

 Tweetalig boek in het Nederlands en Japans

Amazon Paperback (verkocht in het Amerikaanse boekformaat 6" x 9"):

Nederland: https://www.amazon.nl/dp/B0BKXXR5NM
Duitsland: https://www.amazon.de/dp/B0BKXXR5NM
Frankrijk: https://www.amazon.fr/dp/B0BKXXR5NM
Verenigd Koninkrijk: https://www.amazon.co.uk/dp/
B0BKXXR5NM
Spanje: https://www.amazon.es/dp/B0BKXXR5NM
Italië: https://www.amazon.it/dp/B0BKXXR5NM
Polen: https://www.amazon.pl/dp/B0BKXXR5NM
Zweden: https://www.amazon.se/dp/B0BKXXR5NM
Verenigde Staten: https://www.amazon.com/dp/B0BKXXR5NM
Canada: https://www.amazon.ca/dp/B0BKXXR5NM
Australië: https://www.amazon.com.au/dp/B0BKXXR5NM
Japan: https://www.amazon.co.jp/dp/B0BKXXR5NM

Amazon Kindle-editie (e-books):
Mexico: https://www.amazon.com.mx/dp/B0BKW3G4KJ
Brazilië: https://www.amazon.com.br/dp/B0BKW3G4KJ
India: https://www.amazon.in/dp/B0BKW3G4KJ

DEUTSCH (ALLEMAND)

VERFAHREN ZUR FÖRDERUNG DER THYMUSAKTIVIERUNG

Lege den Daumen deiner linken Hand auf dein linkes Schlüsselbein. Lege den Zeigefinger deiner linken Hand über dein rechtes Schlüsselbein.

Lege den Daumen deiner rechten Hand auf den Zeigefinger deiner linken Hand. Lege den Zeigefinger deiner rechten Hand auf den Daumen deiner linken Hand.

Es ist nicht genau, aber stellen Sie sich vor, dass die Thymusdrüse ungefähr dort ist.

Konzentrieren Sie sich auf Ihre Atmung.

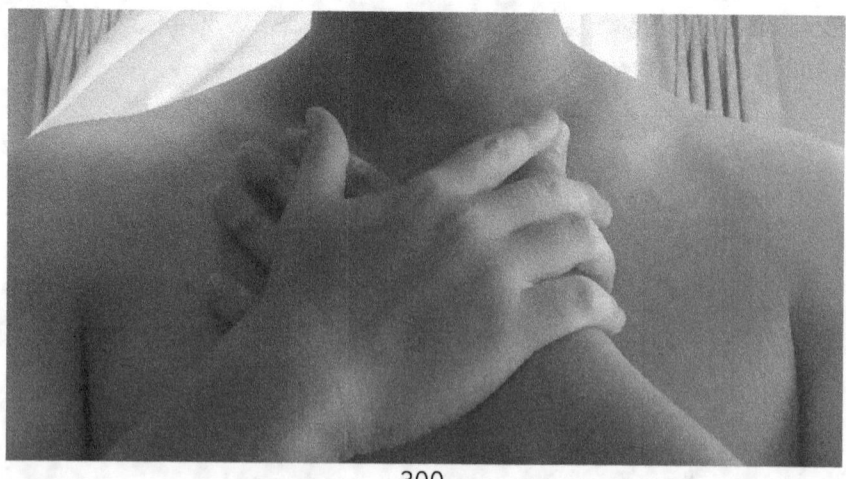

Bieten Sie beim Ausatmen der Thymusdrüse Liebe und Freundschaft an.

Ich gebe dir Liebe und Freundschaft.
Ich liebe dich.
Du bist auch mein Freund.

Bitte sag es nicht laut, sondern flüstere in dein Herz.
Wiederholen Sie dies mit jedem Atemzug.
Wiederholen, bis es angenehm ist. Wenn du jetzt Zeit hast, meditiere.

Kann jemand von euch die Energie der Liebe und Freundschaft spüren, die vom Zentrum seines Herzens ausgeht? Oder vielleicht kannst du mir etwas zeigen, wie ein Bild, einen Ton, eine Geschichte.

Wenn Sie sich so fühlen, halten Sie sich nicht zurück und erleben Sie es, als ob Sie mehr davon sehen möchten. Dies ist ein Beweis dafür, dass Ihr inneres Wesen beginnt, sich zu bewegen.

Notieren Sie sich auch, was passiert, wenn Sie die Energie der Liebe und Freundschaft nutzen, bevor Sie es vergessen.

Mein Buch ist aus dieser Notiz entstanden.

Die Geschichte dieser "Verfahren zur Förderung der Thymusaktivierung" ist zu einem Buch geworden. Erhältlich bei Amazon. Bei Interesse bitte kaufen.

 Deutsches einsprachiges Buch

Verfahren zur Förderung der Thymusaktivierung: Nur auf Deutsch: Taschenbuch

Deutschland: https://www.amazon.de/dp/B0BRDFRXS8
Niederlande: https://www.amazon.nl/dp/B0BRDFRXS8
Frankreich: https://www.amazon.fr/dp/B0BRDFRXS8
Polen: https://www.amazon.pl/dp/B0BRDFRXS8
Italien: https://www.amazon.it/dp/B0BRDFRXS8
Schweden: https://www.amazon.se/dp/B0BRDFRXS8
Spanien: https://www.amazon.es/dp/B0BRDFRXS8
Vereinigtes Königreich: https://www.amazon.co.uk/dp/B0BRDFRXS8
USA: https://www.amazon.com/dp/B0BRDFRXS8
Kanada: https://www.amazon.ca/dp/B0BRDFRXS8
Australien: https://www.amazon.com.au/dp/B0BRDFRXS8
Japan: https://www.amazon.co.jp/dp/B0BRDFRXS8

Amazon Kindle Ausgabe (eBook):
Mexiko: https://www.amazon.com.mx/dp/B0BZKWYLLX
Brasilien: https://www.amazon.com.br/dp/B0BZKWYLLX
Indien: https://www.amazon.in/dp/B0BZKWYLLX

 Zweisprachiges Buch in Deutsch und Japanisch

Amazon Taschenbuch (verkauft im US-Buchformat 6" x 9"):

Deutschland: https://www.amazon.de/dp/B0BGNMCQ64
Frankreich: https://www.amazon.fr/dp/B0BGNMCQ64
Niederlande: https://www.amazon.nl/dp/B0BGNMCQ64
Polen: https://www.amazon.pl/dp/B0BGNMCQ64
Schweden: https://www.amazon.se/dp/B0BGNMCQ64
Vereinigtes Königreich: https://www.amazon.co.uk/dp/B0BGNMCQ64
Italien: https://www.amazon.it/dp/B0BGNMCQ64
Spanien: https://www.amazon.es/dp/B0BGNMCQ64
USA: https://www.amazon.com/dp/B0BGNMCQ64
Kanada: https://www.amazon.ca/dp/B0BGNMCQ64
Australien: https://www.amazon.com.au/dp/B0BGNMCQ64
Japan: https://www.amazon.co.jp/dp/B0BGNMCQ64

Amazon Kindle Ausgabe (eBook):
Mexiko: https://www.amazon.com.mx/dp/B0BGZQR1RF
Brasilien: https://www.amazon.com.br/dp/B0BGZQR1RF
Indien: https://www.amazon.in/dp/B0BGZQR1RF

ITALIANO (ITALIEN)

GUARIGIONE PER ATTIVARE IL TIMO

Posiziona il pollice della mano sinistra sopra la clavicola sinistra. Posiziona l'indice della mano sinistra sopra la clavicola destra.

Posiziona il pollice della mano destra sull'indice della mano sinistra. Posiziona l'indice della mano destra sul pollice della mano sinistra.

Non è preciso, ma immagina che il timo esista intorno a quell'area.

Concentrati sul tuo respiro e offri amore e amicizia al tuo timo mentre espiri.

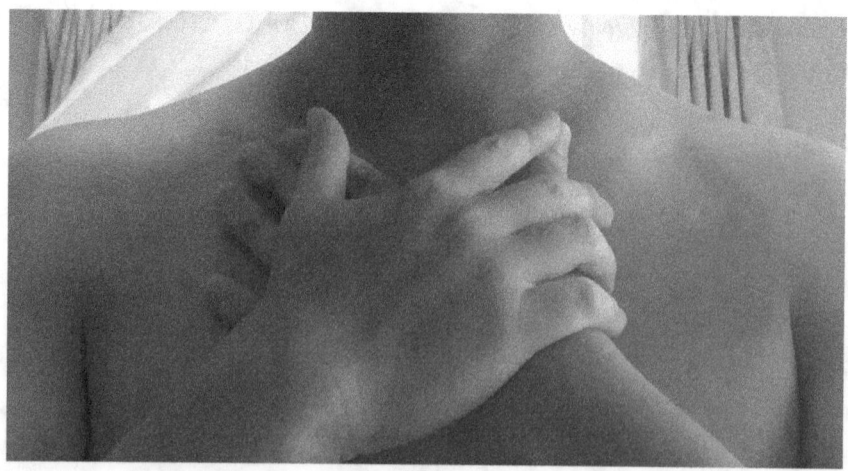

Ti do amore e amicizia.
Ti amo.
anche tu sei mio amico.

Per favore, non dirlo ad alta voce, ma sussurralo nel tuo cuore. Ripeti questo ad ogni respiro. Ripeti finché non ti senti a tuo agio. Se hai tempo adesso, medita.

Qualcuno di voi può sentire l'energia dell'amore e dell'amicizia che emana dal proprio cuore? O forse puoi mostrarmi qualcosa come un'immagine, un suono, una storia.

Se ti senti così, non trattenerti e vai avanti e sperimentalo come se volessi vederne di più. Questa è la prova che il tuo essere interiore sta iniziando a muoversi.

Prendi nota di ciò che è successo prima di dimenticarlo.

Il mio libro è fatto da questo promemoria.

La storia di questa Guarigione per attivare il timo è diventata un libro. Disponibile su Amazon. Si prega di acquistare se interessati.

 Libro monolingue italiano

Guarigione per attivare il timo: Solo Italiano: Copertina flessibile

Italia: https://www.amazon.it/dp/B0BRGB11TK
Francia: https://www.amazon.fr/dp/B0BRGB11TK
Spagna: https://www.amazon.es/dp/B0BRGB11TK
Germania: https://www.amazon.de/dp/B0BRGB11TK
Paesi Bassi: https://www.amazon.nl/dp/B0BRGB11TK
Regno Unito: https://www.amazon.co.uk/dp/B0BRGB11TK
Polonia: https://www.amazon.pl/dp/B0BRGB11TK
Svezia: https://www.amazon.se/dp/B0BRGB11TK
Stati Uniti: https://www.amazon.com/dp/B0BRGB11TK
Canada: https://www.amazon.ca/dp/B0BRGB11TK
Australia: https://www.amazon.com.au/dp/B0BRGB11TK
Giappone: https://www.amazon.co.jp/dp/B0BRGB11TK

Amazon Formato Kindle (ebook):
Messico: https://www.amazon.com.mx/dp/B0BZKV1DFQ
Brasile: https://www.amazon.com.br/dp/B0BZKV1DFQ
India: https://www.amazon.in/dp/B0BZKV1DFQ

 Libro bilingue in italiano e giapponese

Amazon Copertina flessibile (venduto negli Stati Uniti in formato libro 6" x 9"):

Italia: https://www.amazon.it/dp/B0BHKV24KX
Francia: https://www.amazon.fr/dp/B0BHKV24KX
Spagna: https://www.amazon.es/dp/B0BHKV24KX
Germania: https://www.amazon.de/dp/B0BHKV24KX
Paesi Bassi: https://www.amazon.nl/dp/B0BHKV24KX
Regno Unito: https://www.amazon.co.uk/dp/B0BHKV24KX
Polonia: https://www.amazon.pl/dp/B0BHKV24KX
Svezia: https://www.amazon.se/dp/B0BHKV24KX
Stati Uniti: https://www.amazon.com/dp/B0BHKV24KX
Canada: https://www.amazon.ca/dp/B0BHKV24KX
Australia: https://www.amazon.com.au/dp/B0BHKV24KX
Giappone: https://www.amazon.co.jp/dp/B0BHKV24KX

Amazon Formato Kindle (ebook):
Messico: https://www.amazon.com.mx/dp/B0BHQYC9JX
Brasile: https://www.amazon.com.br/dp/B0BHQYC9JX
India: https://www.amazon.in/dp/B0BHQYC9JX

LATINUS (LATIN)

QUOMODO PROMOVERE ACTIVATIONEM THYMI

Pone pollicem manus sinistrae tuae super os os in fronte humeri tui sinistri. Pone indicem digitum sinistrae manus tuae super os os in fronte umeri tui dexteri.

Pone pollicem manus dexterae tuae in indice manus sinistrae tuae. Pone indicem digitum dextrae manus tuae super pollicem manus sinistrae tuae.

Habens ibi finge thymic.
Ut e pulmonibus exhalas, offer amorem et amicitiam thymo tuo.

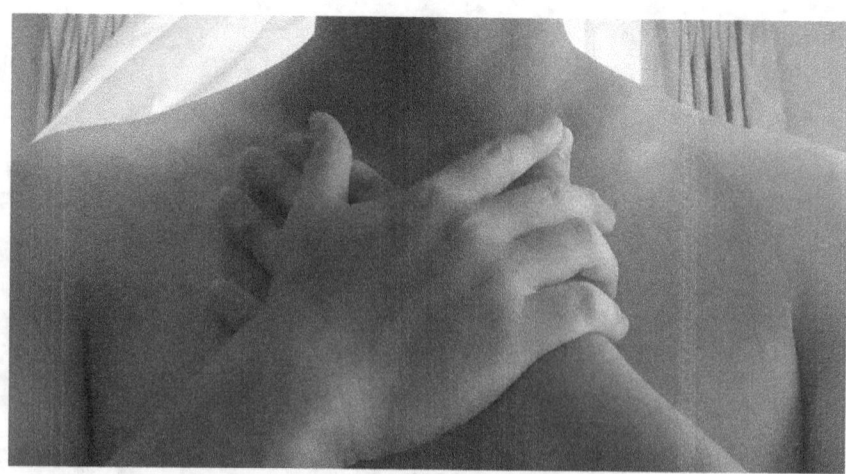

amorem et amicitiam tibi do.
te amo
Amicus meus es tu quoque.

Noli magna dicere, sed susurrare in corde tuo. Hoc repete singulo flatu. repetere hoc usque ad vos sentio melior. Si vacat nunc, meditatio fac.

Potestne aliquis vestrum sentire vim amoris et amicitiae, quae ex corde procedit? Vel fortasse aliquid mihi ostendes ut picturam, sonum, fabulam.

Si sentis talem affectum, noli resistere et praeire et experire eam quasi vis videre plura. Hoc probat, tuum esse interius incipit movere.

post meditationem

Scribere ea quae in nota tua facta sunt.

Meus liber factus est ex hoc memo.

PORTUGUÊS (PORTUGAIS)

MÉTODOS PARA PROMOVER A ATIVAÇÃO DO TIMO

Coloque o polegar da mão esquerda sobre a clavícula esquerda. Coloque o dedo indicador da mão esquerda acima da clavícula direita.

Coloque o polegar da mão direita no dedo indicador da mão esquerda. Coloque o dedo indicador da mão direita no polegar da mão esquerda.

Não é exatamente preciso, mas imagine que há um timo por aí.

Concentre-se na respiração e ofereça amor e amizade ao timo enquanto expira.

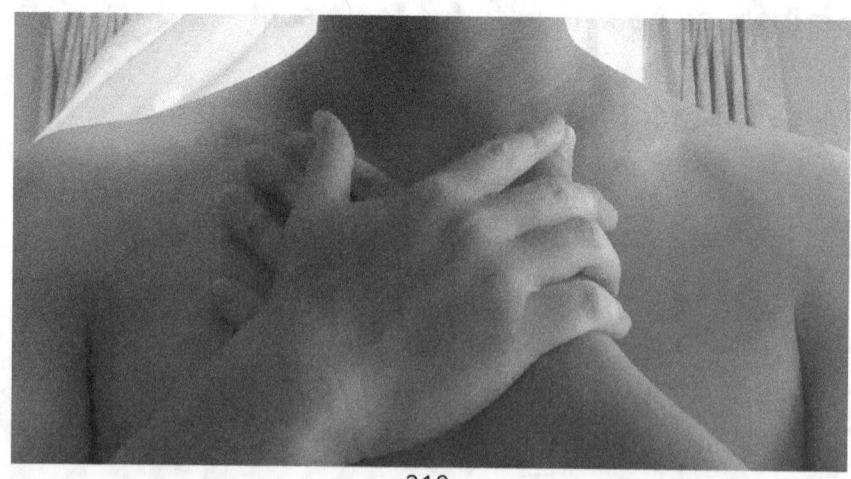

Eu te dou amor e amizade.
Eu te amo.
você é meu amigo também.

Por favor, não diga isso em voz alta, mas sussurre em seu coração. Repita isso com cada respiração. Repita até ficar confortável. Se você tiver tempo agora, faça meditação.

Algum de vocês pode sentir a energia do amor e da amizade que emana de seu coração? Ou talvez você possa me mostrar algo como uma imagem, um som, uma história.

Se você se sente assim, não se segure e vá em frente e experimente como se quisesse ver mais. Esta é a prova de que seu ser interior está começando a se mover.

Além disso, anote o que acontece quando você usa a energia do amor e da amizade antes de esquecê-la.

Meu livro é feito a partir deste memorando.

A história dessa Cura de ativação do timo tornou-se um livro. Disponível na Amazon. Por favor, compre se você estiver interessado.

 Livro Monolingue Português

Cura de ativação do timo: Somente em Português: Tapa blanda

Espanha e Portugal: https://www.amazon.es/dp/B0BR9M7M25
França: https://www.amazon.fr/dp/B0BR9M7M25
Itália: https://www.amazon.it/dp/B0BR9M7M25
Alemanha: https://www.amazon.de/dp/B0BR9M7M25
Holanda: https://www.amazon.nl/dp/B0BR9M7M25
Reino Unido: https://www.amazon.co.uk/dp/B0BR9M7M25
Polônia: https://www.amazon.pl/dp/B0BR9M7M25
Suécia: https://www.amazon.se/dp/B0BR9M7M25
Estados Unidos: https://www.amazon.com/dp/B0BR9M7M25
Canadá: https://www.amazon.ca/dp/B0BR9M7M25
Austrália: https://www.amazon.com.au/dp/B0BR9M7M25
Japão: https://www.amazon.co.jp/dp/B0BR9M7M25

Amazon Kindle (e-books):
Brasil: https://www.amazon.com.br/dp/B0BZKRB6LP
México: https://www.amazon.com.mx/dp/B0BZKRB6LP
Índia: https://www.amazon.in/dp/B0BZKRB6LP

 Livro bilíngue em português e japonês

Amazon Tapa blanda (formato de livro dos EUA 6" x 9”):

Espanha ou Portugal: https://www.amazon.es/dp/B0BFRC3F71
França: https://www.amazon.fr/dp/B0BFRC3F71
Itália: https://www.amazon.it/dp/B0BFRC3F71
Alemanha: https://www.amazon.de/dp/B0BFRC3F71
Holanda: https://www.amazon.nl/dp/B0BFRC3F71
Reino Unido: https://www.amazon.co.uk/dp/B0BFRC3F71
Polônia: https://www.amazon.pl/dp/B0BFRC3F71
Suécia: https://www.amazon.se/dp/B0BFRC3F71
Estados Unidos: https://www.amazon.com/dp/B0BFRC3F71
Canadá: https://www.amazon.ca/dp/B0BFRC3F71
Austrália: https://www.amazon.com.au/dp/B0BFRC3F71
Japão: https://www.amazon.co.jp/dp/B0BFRC3F71

Amazon Kindle (e-books):
Brasil: https://www.amazon.com.br/dp/B0BFVR11KK
México: https://www.amazon.com.mx/dp/B0BFVR11KK
Índia: https://www.amazon.in/dp/B0BFVR11KK

ESPAÑOL (ESPAGNOL)

CURACIÓN PARA ACTIVAR EL TIMO

Coloque el pulgar de su mano izquierda sobre la clavícula izquierda. Coloque el dedo índice de su mano izquierda sobre su clavícula derecha.

Coloque el pulgar de su mano derecha sobre el dedo índice de su mano izquierda. Coloque el dedo índice de su mano derecha sobre el pulgar de su mano izquierda.

No es exacto, pero imagina que hay una entidad llamada timo.

Concéntrate en tu respiración.
Mientras exhalas, ofrece amor y amistad al timo.

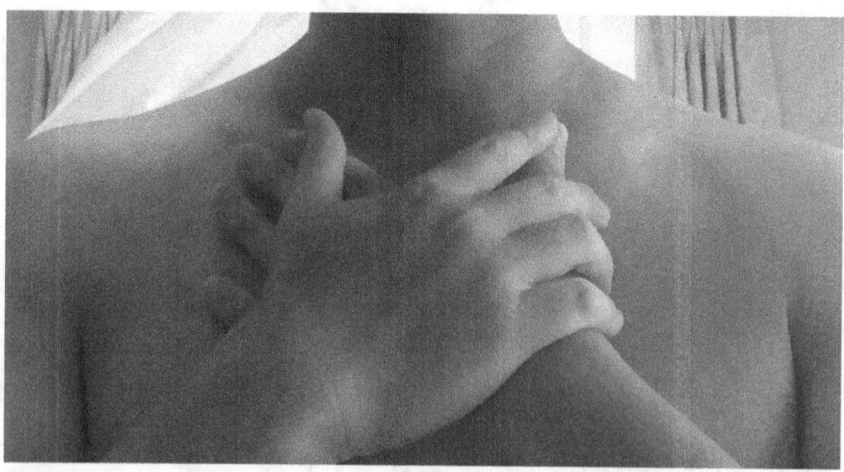

Te doy amor y amistad.

Te amo.

eres mi amigo también.

Por favor, no lo digas en voz alta, sino susúrralo en tu corazón. Repite esto con cada respiración. Repita hasta que se sienta cómodo. Si tienes tiempo ahora, haz meditación.

¿Alguno de ustedes puede sentir la energía del amor y la amistad que emana del centro de su corazón? O tal vez puedas mostrarme algo, como una imagen, un sonido, una historia.

Si te sientes así, no te contengas y sigue adelante y experiméntalo como si quisieras ver más. Esta es una prueba de que tu ser interior está comenzando a moverse.

Además, tome nota de lo que sucedió antes de que lo olvide.

Mi libro está hecho a partir de este memorándum.

La historia de esta Curación para activar el timo se ha convertido en un libro. Disponible en Amazon. Por favor compre si está interesado.

 Libro Monolingue Español

Curación para activar el timo: Solo en español: Tapa blanda:

España: https://www.amazon.es/dp/B0BR8RLKZW
Francia: https://www.amazon.fr/dp/B0BR8RLKZW
Italia: https://www.amazon.it/dp/B0BR8RLKZW
Alemania: https://www.amazon.de/dp/B0BR8RLKZW
Países Bajos: https://www.amazon.nl/dp/B0BR8RLKZW
Reino Unido: https://www.amazon.co.uk/dp/B0BR8RLKZW
Polonia: https://www.amazon.pl/dp/B0BR8RLKZW
Suecia: https://www.amazon.se/dp/B0BR8RLKZW
Estados Unidos: https://www.amazon.com/dp/B0BR8RLKZW
Canadá: https://www.amazon.ca/dp/B0BR8RLKZW
Australia: https://www.amazon.com.au/dp/B0BR8RLKZW
Japón: https://www.amazon.co.jp/dp/B0BR8RLKZW

Amazon Versión Kindle (libros electrónicos):
México: https://www.amazon.com.mx/dp/B0BZKK3H5H
Brasil: https://www.amazon.com.br/dp/B0BZKK3H5H
India: https://www.amazon.in/dp/B0BZKK3H5H

 Libros bilingües en español y japonés

Amazon Tapa blanda (vendido en formato de libro de EE. UU. 6"x 9"):

España: https://www.amazon.es/dp/B0BFFPYBCQ
Francia: https://www.amazon.fr/dp/B0BFFPYBCQ
Italia: https://www.amazon.it/dp/B0BFFPYBCQ
Alemania: https://www.amazon.de/dp/B0BFFPYBCQ
Países Bajos: https://www.amazon.nl/dp/B0BFFPYBCQ
Reino Unido: https://www.amazon.co.uk/dp/B0BFFPYBCQ
Polonia: https://www.amazon.pl/dp/B0BFFPYBCQ
Suecia: https://www.amazon.se/dp/B0BFFPYBCQ
Estados Unidos: https://www.amazon.com/dp/B0BFFPYBCQ
Canadá: https://www.amazon.ca/dp/B0BFFPYBCQ
Australia: https://www.amazon.com.au/dp/B0BFFPYBCQ
Japón: https://www.amazon.co.jp/dp/B0BFFPYBCQ

Amazon Versión Kindle (libros electrónicos):
México: https://www.amazon.com.mx/dp/B0BFVLRJ83
Brasil: https://www.amazon.com.br/dp/B0BFVLRJ83
India: https://www.amazon.in/dp/B0BFVLRJ83

FRANÇAIS

CICATRISATION POUR ACTIVER LE THYMUS

Placez le pouce de votre main gauche sur le dessus de votre clavicule gauche. Placez l'index de votre main gauche au-dessus de votre clavicule droite.

Placez le pouce de votre main droite sur l'index de votre main gauche. Placez l'index de votre main droite sur le pouce de votre main gauche.

Ce n'est pas exact, mais imaginez que le thymus est à peu près là.

Concentrez-vous sur votre respiration.
En expirant, offrez amour et amitié au thymus.

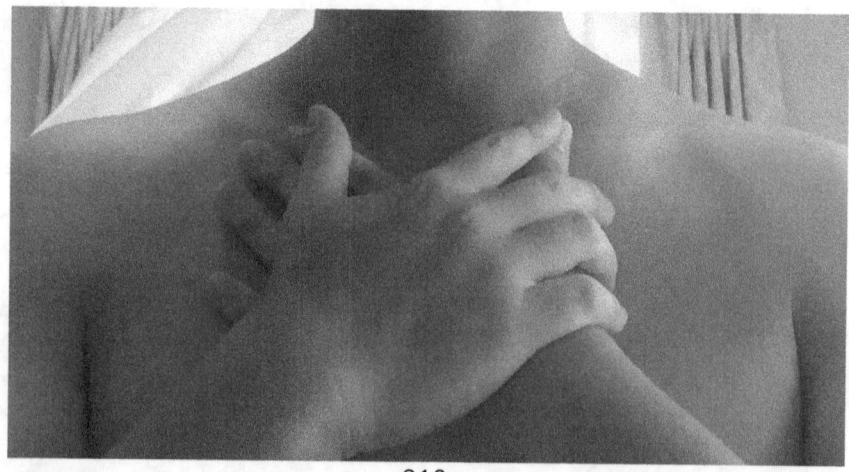

Je te donne amour et amitié.
Je vous aime.
tu es aussi mon ami.

S'il vous plaît, ne le dites pas à haute voix, mais chuchotez dans votre cœur. Répétez cela à chaque respiration. Répétez jusqu'à ce que vous soyez confortable. Si vous avez le temps maintenant, faites de la méditation.

Est-ce que l'un d'entre vous peut ressentir l'énergie d'amour et d'amitié qui émane de son cœur ? Ou peut-être pouvez-vous me montrer quelque chose comme une image, un son, une histoire.

Si vous ressentez cela, ne vous retenez pas, donnez-vous envie d'en voir plus et allez-y et vivez-le sans résistance. C'est la preuve que votre être intérieur commence à bouger.

Notez également ce qui s'est passé avant de l'oublier.

Mon livre est fait à partir de ce mémo.

L'histoire de cette Cicatrisation pour activer le thymus est devenue un livre. Disponible sur Amazon. Veuillez acheter si vous êtes intéressé.

 livre monolingue en français

Cicatrisation pour activer le thymus: Français seulement: Broché

France : https://www.amazon.fr/dp/B0BQY28CZY
Espagne : https://www.amazon.es/dp/B0BQY28CZY
Italie : https://www.amazon.it/dp/B0BQY28CZY
Allemagne : https://www.amazon.de/dp/B0BQY28CZY
Pays-Bas : https://www.amazon.nl/dp/B0BQY28CZY
Royaume-Uni : https://www.amazon.co.uk/dp/B0BQY28CZY
Pologne : https://www.amazon.pl/dp/B0BQY28CZY
Suède : https://www.amazon.se/dp/B0BQY28CZY
États-Unis : https://www.amazon.com/dp/B0BQY28CZY
Canada : https://www.amazon.ca/dp/B0BQY28CZY
Australie : https://www.amazon.com.au/dp/B0BQY28CZY
Japon : https://www.amazon.co.jp/dp/B0BQY28CZY

Amazon Format Kindle (ebook) :
Mexique : https://www.amazon.com.mx/dp/B0BZJRLXKW
Brésil : https://www.amazon.com.br/dp/B0BZJRLXKW
Inde : https://www.amazon.in/dp/B0BZJRLXKW

 Livre bilingue en français et japonais

Amazon Broché (vendu au format de livre américain 6" x 9") :

France: https://www.amazon.fr/dp/B0BCZFL795
Canada: https://www.amazon.ca/dp/B0BCZFL795
États-Unis: https://www.amazon.com/dp/B0BCZFL795
Royaume-Uni: https://www.amazon.co.uk/dp/B0BCZFL795
Allemagne: https://www.amazon.de/dp/B0BCZFL795
Espagne: https://www.amazon.es/dp/B0BCZFL795
Italie: https://www.amazon.it/dp/B0BCZFL795
Pays-Bas: https://www.amazon.nl/dp/B0BCZFL795
Pologne: https://www.amazon.pl/dp/B0BCZFL795
Suède: https://www.amazon.se/dp/B0BCZFL795
Japon: https://www.amazon.co.jp/dp/B0BCZFL795
Australie: https://www.amazon.com.au/dp/B0BCZFL795

Amazon Format Kindle (ebook) :
Mexique : https://www.amazon.com.mx/dp/B0BFVYNJ6X
Brésil : https://www.amazon.com.br/dp/B0BFVYNJ6X
Inde : https://www.amazon.in/dp/B0BFVYNJ6X

ENGLISH (ANGLAIS)

THYMUS ACTIVATION HEALING

Place the thumb of your left hand on top of your left collarbone. Place the index finger of your left hand above your right collarbone.

Place the thumb of your right hand on the index finger of your left hand. Place the index finger of your right hand on the thumb of your left hand.

Not exactly, but imagine that there is a thymus there.

Concentrate on your breathing.
As you exhale, offer love and friendship to the thymus.

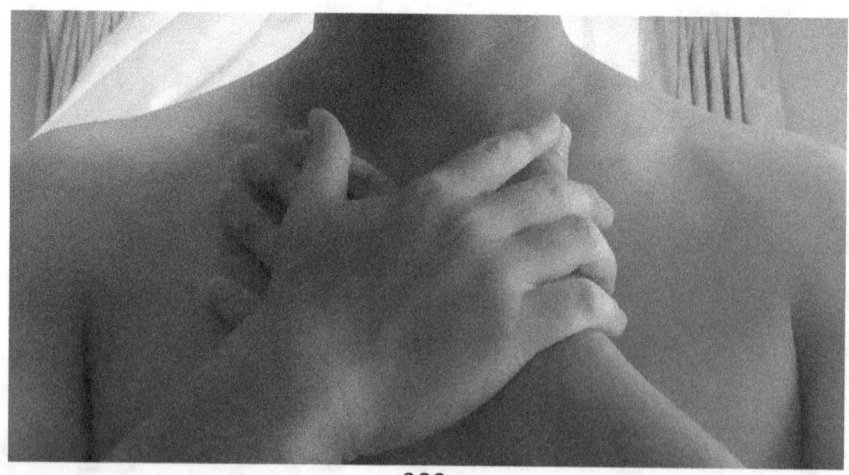

I give you love and friendship.
I love you.
you are my friend too.

Please do not say it out loud, but whisper in your heart. Repeat this with each breath. Repeat until comfortable. If you have time now, do meditation.

Can any of you feel the energy of love and friendship emanating from the center of your heart? Or maybe you can show me something, like a picture, a sound, a story.

If you feel that way, don't hold back and go ahead and experience it as if you want to see more of it. This is the proof that the existence inherent in the self is starting to move.

Also, make a note of what happens when you use the energy of love and friendship before you forget it.

My book is made from this memo.

The history of this thymus activation healing has become a book. Available on Amazon. Please purchase if you are interested.

 English monolingual book

Thymus Activation Healing English only: Paperback

United States: https://www.amazon.com/dp/B0BQG4LHY7
Canada: https://www.amazon.ca/dp/B0BQG4LHY7
Australia: https://www.amazon.com.au/dp/B0BQG4LHY7
United Kingdom: https://www.amazon.co.uk/dp/B0BQG4LHY7
Netherlands: https://www.amazon.nl/dp/B0BQG4LHY7
France: https://www.amazon.fr/dp/B0BQG4LHY7
Germany: https://www.amazon.de/dp/B0BQG4LHY7
Spain: https://www.amazon.es/dp/B0BQG4LHY7
Italy: https://www.amazon.it/dp/B0BQG4LHY7
Poland: https://www.amazon.pl/dp/B0BQG4LHY7
Sweden: https://www.amazon.se/dp/B0BQG4LHY7
Japan: https://www.amazon.co.jp/dp/B0BQG4LHY7

Amazon Kindle Edition (e-books):
Mexico: https://www.amazon.com.mx/dp/B0BZ8C3Z38
Brazil: https://www.amazon.com.br/dp/B0BZ8C3Z38
India: https://www.amazon.in/dp/B0BZ8C3Z38

English and Japanese bilingual book

Thymus activation healing: 胸腺活性化ヒーリング

Amazon Paperback (sold in US book format 6" x 9"):
United States: https://www.amazon.com/dp/B0BDBB9DSD
United Kingdom: https://www.amazon.co.uk/dp/B0BDBB9DSD
Germany: https://www.amazon.de/dp/B0BDBB9DSD
France: https://www.amazon.fr/dp/B0BDBB9DSD
Spain: https://www.amazon.es/dp/B0BDBB9DSD
Italy: https://www.amazon.it/dp/B0BDBB9DSD
Netherlands: https://www.amazon.nl/dp/B0BDBB9DSD
Poland: https://www.amazon.pl/dp/B0BDBB9DSD
Sweden: https://www.amazon.se/dp/B0BDBB9DSD
Japan: https://www.amazon.co.jp/dp/B0BDBB9DSD
Canada: https://www.amazon.ca/dp/B0BDBB9DSD
Australia: https://www.amazon.com.au/dp/B0BDBB9DSD

Amazon Kindle Edition (e-books):
Mexico: https://www.amazon.com.mx/dp/B0B9S21PJS
Brazil: https://www.amazon.com.br/dp/B0B9S21PJS
India: https://www.amazon.in/dp/B0B9S21PJS

CITATIONS / RÉFÉRENCES

Merci spécial: Robert Simmons (Heaven & Earth Jewelry)

Merci spécial: la traduction Google

* Le texte de ce livre est basé sur le texte japonais et traduit à l'aide de la fonction de traduction de Google.

A PROPOS DE L'AUTEUR

Né au Japon en 1981 après JC et nommé Takashi 2baki. Après avoir obtenu son diplôme d'études secondaires, il a déménagé à Tokyo pour devenir ingénieur électricien. Il se réveille à la programmation sur le chemin, se transforme en programmeur et modifie les emplois dans une entreprise informatique. Au moment où Internet est devenu complètement populaire, il a déménagé dans sa ville natale et a changé d'emploi en entreprise locale. Tout en changeant d'emploi à plusieurs reprises, il est entré en contact avec la vision de faire ce qu'il aime en tant que travail, et en vue de l'environnement commercial Internet, qui se développait rapidement, il a décidé pour devenir un musicien autoproduit. Cependant, il n'a pas obtenu les résultats qu'il s'attendait, et la tendance a changé, alors il a décidé de transformer sa pierre naturelle préférée en entreprise, et a lancé une boutique de pierre naturelle comme plan B. En attendant, il a eu de la chance et a obtenu un Possibilité de rencontrer la personne qui lui a enseigné la guérison des cristaux, et il a appris directement la guérison des cristaux. Depuis, il écrit.

M. Takashi 2baki

https://note.com/mr_takashi_2baki/

www.ingramcontent.com/pod-product-compliance
Lightning Source LLC
Chambersburg PA
CBHW070525220526
45467CB00003B/854

* 9 7 9 8 3 8 6 6 5 2 3 7 1 *